新安孤本醫籍叢刊

第一輯

王鵬/主編

2019年度國家古籍整理出版專項經費資助項目

醫說

〔南宋〕張杲/撰　王旭光/提要

北京科学技术出版社

圖書在版編目（CIP）數據

醫説 / 王鵬主編. — 北京 : 北京科學技術出版社，2020.1
（新安孤本醫籍叢刊. 第一輯）
ISBN 978-7-5714-0526-7

Ⅰ. ①醫… Ⅱ. ①王… Ⅲ. ①中國醫藥學—中國—宋代 Ⅳ. ①R2

中國版本圖書館 CIP 數據核字（2019）第229214號

新安孤本醫籍叢刊・第一輯. 醫説

主　　編：王　鵬
策劃編輯：侍　偉　白世敬
責任編輯：侍　偉　白世敬　董桂紅　楊朝暉　劉　雪
責任校對：賈　榮
責任印製：李　茗
出 版 人：曾慶宇
出版發行：北京科學技術出版社
社　　址：北京西直門南大街16號
郵政編碼：100035
電話傳真：0086-10-66135495（總編室）
0086-10-66113227（發行部）　0086-10-66161952（發行部傳真）
電子信箱：bjkj@bjkjpress.com
網　　址：www.bkydw.cn
經　　銷：新華書店
印　　刷：北京捷迅佳彩印刷有限公司
開　　本：787mm×1092mm　1/16
字　　數：222千字
印　　張：43
版　　次：2020年1月第1版
印　　次：2020年1月第1次印刷
ISBN 978－7－5714－0526－7/R・2681

定　　價：**980.00元**

《新安孤本醫籍叢刊·第一輯》編纂委員會

《新安孤本醫籍叢刊·第一輯》編輯委員會

前　言

中醫藥學源遠流長，在其漫長的發展進程中，涌現出大批著名醫家，他們在學術上各領風騷，形成了衆多的醫學流派。不同流派的争鳴與滲透、交流與融合，促進了中醫藥學術的不斷進步和臨床療效的不斷提高。各家中醫學術流派薪火相承，後浪推前浪，鑄就了中醫藥學發展史上一道道亮麗的風景綫。

九州方隅，風物萬千，醫家臨證各有所長，傳習日久，漸成衆多地域醫學流派。地域醫學流派是對某一特定地域醫家學術特徵的整體概括，凸顯了中醫藥學辨證論治的原則性、多樣性和靈活性。

『天下明醫出新安。』安徽自古物寶文華、人杰地靈，是歷史上名醫輩出的地方，『南新安、北華佗』的原生態傳統醫學文化獨具特色和優勢。源自古徽州的新安醫學，以其鮮明的地域特色、厚重的傳統底藴、突出的學術成就、深遠的歷史影響，在我國地域醫學流派中獨樹一幟。作爲徽文化五大要素之一的新安醫學，儒醫輩出、世醫不絶，文獻宏富、名著林立，創新發明、學説紛呈，特色鮮明、影響深遠，傳承至今、經久不衰，是公認的綜合性地域醫學流派的典型代表。

傳統在本質上是一種歷史的積澱。富有生命力的傳統文化，從來都不衹是久遠的歷史，她具有超越時空的思想力量。中醫藥理論上以道御術，實踐中以術弘道，中醫藥的學術理論與實踐經驗，往往通過古代文獻這一載體得以傳承、延續。因此，我們必須重視中醫藥文獻的整理研究和價值挖掘，用前人的成就來啓發我們的智慧。中華人民共和國成立以來，學術界一直十分重視新安醫學文獻的整理與研究，以安徽學者爲核心，聯合國内其他地區學者，針對新安醫學古籍文獻開展了一系列卓有成效的研究工作，在文獻校注整理、醫家醫籍考證、名家學術思想研究等領域，取得了衆多具有代表性的成果，使一批重要的新安醫籍文獻得以整理出版，爲傳承發展新安醫學學術、弘揚優秀傳統文化做出了重要貢獻。但時至今日，仍然有大量重要的新安醫籍未曾經過系統整理和出版，這不能不説是一種遺憾。爲有效彌補既往古籍整理研究的不足，不斷完善新安醫學醫籍體系，進一步促進對新安醫家學術思想的深入研究，安徽中醫藥大學組建了專門的整理研究團隊，有計劃、分批次地開展新安醫學孤本、珍本醫籍文獻整理工作，并將整理後的新安醫籍叢書命名爲《新安孤本醫籍叢刊》。

《新安孤本醫籍叢刊·第一輯》共選取九種具有重要學術研究和實踐應用價值的新安孤本、珍本文獻，包括中醫理論類文獻一部、傷寒類文獻兩部、本草類文獻兩部、内科類文獻一部、雜著類文獻一部、名家醫案類文獻兩部，以完全保留原貌的形式影印出版，旨在挽救部分瀕臨亡佚的新安孤本、珍本醫籍；同時從作者、成書、版本、主要内容、學術源流及影響等方面爲每部著作撰寫内容提要，充分展現各醫籍的新安醫學特色及其對後世中醫藥學術傳承與發展的影響。

入選《新安孤本醫籍叢刊·第一輯》的文獻各有其學術價值和臨床特色。

《醫説》，十二卷，南宋新安醫家張杲撰，是我國現存最早的筆記體裁醫史傳記著作，也是現存成書年代最早的一部完整的新安醫籍。國内傳本主要有宋本、明刻本和《四庫全書》本等。其中宋本有二，分别藏於南京圖書館、北京大學圖書館，皆有闕失。宋本之外，刻印最良者當推明代顧定芳本，此本藏者較多，惟安徽中醫藥大學圖書館藏本較諸本多出顧定芳跋文一篇，彌足珍貴。

《醫理》，一卷，清代新安醫家余國珮撰，係作者對家傳醫學理法『已驗再驗』之後的全面總結。其將易理及道家觀念與醫學相結合，進一步闡發醫理，并後附醫案百餘種。此書未見刊行，僅存一種清宣統二年（一九一〇）皋邑蔣希原抄本，藏於安徽中醫藥大學圖書館。

《婺源余先生醫案》，一卷，清代新安醫家余國珮撰。全書按證類列，每證録案一至三則，共録醫案七十四則，多從『潤燥』論治，對辨析燥邪尤有創見，且與《醫理》一書相輔爲證。此書未見刻本，現僅存一種劉祉純抄本，藏於安徽中醫藥大學圖書館。

《傷寒從新》，二十卷，清末民初新安醫家王潤基撰。此書彙集歷代研究《傷寒論》名家的學術觀點，折衷傷寒各派，以温熱補充傷寒，以六經指導温病，是近代注解《傷寒論》的大成之作。現存一九三二年抄本，係孤本，藏於安徽中醫藥大學圖書館。

《傷寒論後條辨》，十五卷（附《讀傷寒論贅餘》一卷），清代新安醫家程應旄撰，係作者汲取方有執及喻嘉言錯簡重訂、綜合整理《傷寒論》條文之長，再行歸類條理，闡發己見而成，是傷寒錯簡重訂派的代表性著作之一。《傷寒論後條辨》版本較少，安徽中醫藥大學圖書館藏式好堂本存有書名頁，且較其他式好堂本多出黄周星序，是現存最佳版本。《讀傷寒論贅餘》刻本僅存式好堂本一種，藏於安徽中醫藥大學圖書館。

《本草綱目易知録》，八卷，清代新安醫家戴葆元撰。此書以《本草綱目》《本草備要》爲基礎删補而成，仍分十六部，載藥一千二百零五種，末附全書病證索引《萬方針綫易知録》，是一部切合臨證實用的綜合性本草文獻。現僅存清光緒十三年（一八八七）婺源思補山房刻本，屬戴葆元私家刻本，藏於安徽中醫藥大學圖書館和江西省圖書館。

《程敬通先生心法歌訣》，一卷，明末清初新安醫家程敬通撰。全書按證分篇（每證下分病證歌訣、方藥歌訣兩部分），概述了五十七種病證之辨證與論治，内容簡明扼要，便於臨床記誦。此書未曾付梓，現僅存一種程六如抄本，藏於安徽中醫藥大學圖書館。

《程六如醫案》，八册，近現代新安醫家程六如撰。全書包括内科醫案六册、外科醫案二册，按時間順序排列，共載醫案九百餘則。每案首記患者之姓、所在之村和開方之日，後詳備病因病機、臨床症狀、治法方藥等，資料完整。此書未曾刊印，僅存抄本，藏於安徽中醫藥大學圖書館。

《山居本草》，六卷，清代新安醫家程履新撰。全書分身部、穀部、菜部、果部、竹木花卉部、水火土金石部六部，將《本草綱目》十六部中除禽獸蟲魚部外的藥物，分别選入六部之中，共載藥一千三百四十三種。該書是一部集養生和用藥經驗於一體的綜合性本草文獻，所輯藥物均是易得易取之品，所載炮製及用藥方法皆簡便易行。此書刻本僅存清康熙三十五年（一六九六）初刻本，藏於上海圖書館。

《新安孤本醫籍叢刊·第一輯》的整理出版工作，在北京科學技術出版社的大力支持下，成功獲批二〇一九年度國家古籍整理出版專項經費資助項目。北京科學技術出版社長期從事中醫藥古籍的整理出版工作，并將中醫藥古籍作爲重點圖書版塊加以打造，多年來出版了一系列學術水平高、業界影響大的中醫類古籍圖書，積纍了豐富的中醫藥古籍出版經驗，爲本次《新安孤本醫籍叢刊·第一輯》整理出版工作的順利實施提供了强有力的組織和技術保障，確保了本次整理項目的順利開展與按期完成。在此，謹對北京科學技術出版社及參加本項目出版工作的同道們致以衷心的感謝。

新安醫學的當代價值正體現在她實用的、不斷創新的、至今仍造福於民衆的知識體系中，而新安醫學古籍文獻則是這些知識體系的載體，是彌足珍貴的文化遺産。本次影印出版的《新安孤本醫籍叢刊·第一輯》，以具有重要實用價值的新安醫籍孤本、珍本文獻爲整理對象，與臨床實踐密切相關，能够更爲直接地用以指導臨床實踐工作，豐富現有的臨床辨證論治體系，促進中醫醫療水平的提高。我們衷心地期望，通過本叢刊的出版，能够更有效地保護并展示被廣泛認同、可供交流、原汁原味的新安醫籍珍貴文獻，同時爲弘揚新安醫學學術精華、傳承發展中醫藥事業貢獻一份力量。

編者

二〇一九年十月八日

目録

新安孤本醫籍叢刊·第一輯

醫說

提要　王旭光

内容提要

《醫説》十卷，撰者爲南宋時代的張杲。該書專録醫家掌故逸聞，内容豐富，涉及面廣，是一部很有特色的醫書。

一、作者與成書經過

張杲，字季明，安徽省歙縣人，具體生卒年不詳。他的伯祖張擴（字子充）、祖張揮（字子發）、父張彦仁、叔張師孟均爲醫家。伯祖張擴曾師從龐安時、王樸，事載於《醫説》卷三的『太素之妙』條。宋人羅願撰有《張承務擴傳》，文存於《羅鄂州小集》卷六及《新安志》卷八、李濂《醫史》卷六内。祖張揮以醫名世，年八十四卒，《新安文獻志》卷一百下引《（新安）續志》略載其行事。父張彦仁與羅願爲執友。張彦仁去世，羅願撰《祭張彦仁文》悼之，文存於《羅鄂州小集》卷四内。張彦仁季弟張師孟亦爲當地名醫，事載《新安文獻志》卷一百下所引《（新安）續志》中。張杲承伯祖張擴、祖張揮、父張彦仁、叔張師孟之學，亦以醫聞名，成就了三世醫家。

《醫説》從開始創作到書成的時間極長。羅頊在淳熙己酉年（一一八九）的序言中説張杲『欲博觀遠覽，弘揚其道，凡書之有及於醫者，必記之，名之曰「醫説」』，『己酉歲冬，季明携以過我，且曰書雖未成，請姑先梓之，以勉杲之意所勿及』。① 李以制在嘉定甲申年（一二二四）的跋文中説『張君季明，示余醫書一編，載古今事迹至纖悉』，『今老矣，搜訪尚不輟，將成一家之書以傳於世』。② 諸葛興在紹定元年（一二二八）的跋文中説，越帥待制汪公，『一日以張氏《醫説》巨編示興，俾校正其訛謬，將鋟梓以廣其傳』，『興既爲辨其舛誤，芟其蕪類，而間以所聞於記録者，稍附益之』。③ 從羅頊、李以制、諸葛興三人所叙得知，《醫説》撰寫時間應不少於四十年，直至張杲去世仍未定稿，最終由諸葛興定稿付梓。弘治《徽州府志》卷十説張杲『究心五十餘年而《醫説》始成』，當爲有本之説。

二、版本介紹

《醫説》版本較多，現今存世者，除膠捲本、電子掃描本、複印本之外，大致可分爲刻本、抄本、排印本、影印本四大類。刻本存宋刻本、明嘉靖張子立刻本、明嘉靖顧定芳刻本、明嘉靖沈藩刻本、明嘉靖傅鳳翱刻本、明萬曆張堯德刻本、明萬曆吴勉學刻本、明萬曆吴中珩刻本、明王肯堂刻本、明馮永治刻本、日本萬治二年刻本、朝鮮刻本等。抄本存明抄本、清抄本等，其中較

---

① 見國家圖書館出版社二〇〇七年版『中華再造善本』之《醫説》卷前。
② 見國家圖書館出版社二〇〇七年版『中華再造善本』之《醫説》卷末。
③ 見上海科學技術出版社一九八四年版《醫説　附續醫説》卷末。

重要者是鄧正初刻本之抄本、傅鳳翱刻本之抄本、《四庫全書》本。排印本存清宣統鉛印本、中國中醫藥出版社『新安醫學名著叢書』二〇〇九年版校注本、中醫古籍出版社『100種珍本古醫籍校注集成』二〇一三年版校注本。影印本有一九三三年江蘇省立國學圖書館影印宋本、諸家出版機構影印《四庫全書》本、臺灣新文豐出版公司一九八一年版影顧定芳本、上海科學技術出版社『中國醫學珍本叢書』一九八四年版影印一九三三年江蘇省立國學圖書館影宋本、國家圖書館出版社『中華再造善本』二〇〇六年版影宋本、中醫古籍出版社『珍本古籍影印叢書』二〇一二年版影顧定芳刻本、湖南科學技術出版社『中醫古籍珍本集成』二〇一四年版影宋本、北京科學技術出版社二〇一八年『栖芬室藏中醫典籍精選（第三輯）』影印張堯德刻本。

上海辭書出版社二〇〇七年版《中國中醫古籍總目》是記載現在《醫説》版本最多的書，但由於種種原因，《中國中醫古籍總目》對《醫説》的記載有些許瑕疵。如其記載天津醫學高等專科學校圖書館藏本爲順治刻本，而該本實爲日本萬治二年刻本；其記載南京圖書館藏本爲沈藩刻本，而實際上該館并未收藏該書；其記載張堯德刻本僅首都醫科大學圖書館收藏有殘本，而實際上北京大學圖書館、中國中醫科學院圖書館等均收藏有全本。又如王肯堂刻本藏於上海圖書館等處，而《中國中醫古籍總目》却未記載。

《醫説》最佳版本是宋本，但現今所存者皆有闕失，闕失最少者是南京圖書館藏本。此本曾兩次影印出版：一九三三年由江蘇省立國學圖書館影印，闕頁配以顧定芳本；二〇〇六年由國家圖書館出版社再次影印，闕頁配以抄本。宋本之外，刻印最精美者是顧定芳本。雖然顧定芳本收藏者較多，但惟安徽中醫藥大學藏本最佳。蓋因該本較諸本多出顧定芳跋文一篇，彌足珍貴。此本於二十世紀五十年代購於杭州解放街新中國書店，購入價爲三百五十元。該書半頁九行，行十八字，小字雙行同，左右雙邊，白口，單白魚尾，版框高二十一點三厘米，寬十四點八厘米。開本高二十六點一厘米，寬十七點一厘米。

三、基本内容與構成

《醫説》十卷，分四十九個門類，每個門類下又分若干條目，備載醫家掌故逸聞。卷一載三皇歷代名醫，卷二載醫書、本草、針灸、神醫，卷三至卷七載神方、診法、傷寒及各種雜症、食忌，卷八載服餌并藥忌、疾證、論醫，卷九載養生修養調攝、金石藥之戒、婦科諸證，卷十載兒科諸證、瘡、五絶、疝㿉痹、醫功報應。每個條目的標題均簡潔明了，條内或照録原書，或將原書内容進行一定改動，使之簡潔流暢。亦有少數條目内容出自張杲自撰，如卷三『太素之妙』等。

四、引用文獻

本書引用文獻較多，涉及經、史、子、集四部，但以引用子部文獻爲最。經部如《左傳》等，史部如《史記》《漢書》《晋中興書》等，子部如醫書、筆記小説、類書等，集部如《張右史集》《東坡大全集》等的内容，一一見於書中。所引文獻有的現已失傳，如《晋中興書》《醫餘》等；

有的未見於今本，如所引《夷堅志》的内容中，即有不見於今本者。

書中所引《名醫録》，尤其值得注意。《名醫録》作者爲党永年，今存明刻本名《神秘名醫録》，是現存最早的記載醫家掌故逸聞之書，共記載醫家掌故逸聞七十六條。張杲將其中二十五條的標題簡化，并將文字内容略加調整，逐一録入其書中，并在條末標明引自『《名醫録》』。『《名醫録》』當爲《神秘名醫録》的省稱。張杲重新命名的標題簡潔醒目，如《神秘名醫録》中第七條的標題『醫工以筆頭蘸藥治公主喉癰』，《醫説》卷二改爲『筆針破癰』。由此看來，張杲撰《醫説》，很有可能是受到了《神秘名醫録》的啓發。

五、學術價值

該書卷一立『三皇歷代名醫』，表彰歷代著名醫學人物。受此影響，明代的《古今醫統大全》卷一立『歷代聖賢名醫姓氏』，爲上起太昊伏羲氏，下至明代吴顯忠的醫家立傳，張擴、張杲之名被列入其中。明代的《醫學入門》在卷首立『歷代醫學姓氏』，分上古聖賢、儒醫、明醫、世醫、德醫、仙禪道術六類，爲上起伏羲氏，下至明代韓悆的醫家立傳，張擴、張揮之名即被列入世醫中。

《醫説》是江瓘《名醫類案》的編纂源頭。余集《重訂名醫類案序》説：『按醫之有案，實權輿於《左氏傳》、太史公。魏晋以降，多散見於史集，至丹溪始有專書，皆其門人所日紀，亦小説雜記之屬。宋張季明作《醫説》十卷，首述軒岐以發其宗，次列證治以窮其變，又此編之鼻祖也。』《名醫類案》中收録了頗多《醫説》内容。因爲《醫説》中許多條目具有醫案性質，所以《四部總録・醫藥編》將之列入『醫案之屬』。①

《醫説》中的掌故逸聞可以擴大醫家見聞，頗受後人喜愛。受《醫説》影響，明代周薛撰《醫説續編》十八卷、俞弁撰《續醫説》十卷。《醫説》上承《神秘名醫録》，下啓《醫説續編》《續醫説》，形成了記載醫家掌故逸聞的系列之作。

《四庫全書總目提要》中的《醫説》提要説：『其間雜采説部，頗涉神怪。又既載天靈蓋不可用，乃復收《陳藏器本草》「人肉」一條，亦爲駁雜。然取材既富，奇疾險證，頗足以資觸發，而古之專門禁方，亦往往在焉。蓋三世之醫，淵源有自，固與道聽途説者殊矣。』② 此説是現今不少人認同的觀點。

安徽中醫藥大學　王旭光

① 見中國醫藥科技出版社二〇一一年版《名醫類案正續編》八頁。
② 見海南出版社一九九九年版《四庫全書總目提要》五二八頁。

醫說

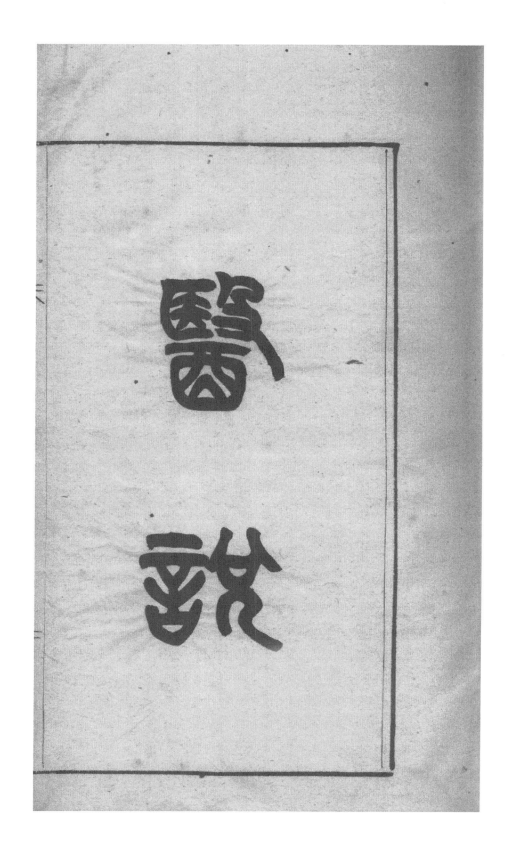

醫說序

醫之伐病猶將之伐敵也夫決機戰攻之地以取勝用兵者固皆有是心及一旦爲背水陣則觀者愕然矣非有准陰爲之辯析則孰知其出於兵法是兵之不可以無其說也兵不可以無說醫其可以無說乎里中張杲季明自其伯祖子充以醫顯京洛閒受知於范忠宣其祖子發蓋學於伯祖而有得者也於是其父彥仁繼子發而術更妙於究深微所衍固三世之醫也季

明則欲博觀遠覽弘暢其道凡書之有及於醫
者必記之名之曰醫說始見則曰已得幾事矣
再見則曰近又得幾事矣其意欲滿千事則以
傳諸人予念醫家之書本之以素問靈樞廣之
以難經脉訣而藥之君臣佐使咸萃於本草世
固不外是而爲醫也今有出一奇以起人之死
則衆必相與驚異以爲昔人所未到自明觀之
其不有似於背水陣乎故予知是書之爲有益
也己酉歲冬季明擕以過我且曰書雖未成請

姑先梓之以勉杲之意所匆及會予有鄗郢之
役殊倥偬然念季明請甚篤又顓顓於其業蒐
選宜必精故不暇之盡誤而徒嘆其當盛年著
書遽肯出與人共之其存心有足大者豈非逮
事其祖多異聞故不以得之紙上者爲己私分
也歟此予所以益重季明也遂書以冠醫說之
首己酉歲十月六日朝奉大夫權發遣郢州羅
頊序

醫說卷第一

三皇歷代名醫

太昊伏犧氏　炎帝神農氏

黃帝　巫彭

巫咸　岐伯

俞跗　桐君

雷公　伯高少俞

馬師皇　秦長桑君

醫緩　醫和

文摯　醫竘

鳳綱　矯氏　俞氏　盧氏

扁鵲　子豹

李醯　崔文子

安期先生　樓護

公孫光　陽慶

太倉公　秦信

王遂　宋邑

馮信　高期

董奉　負局先生
李譔　李子豫
張苗　王叔和
趙泉　葛洪
皇甫謐　裴頠
劉德　史脫
宮泰　靳邵
阮偘　張華
蔡謨　程據

支法存　仰道士
范汪　殷仲堪
王顯　徐謇
徐雄　王纂
徐熙　道度
叔嚮　薛伯宗
徐仲融　胡洽
徐文伯　徐嗣伯
僧深　劉涓子

羊昕　秦承祖
張子信　顧歡
李元忠　李密
崔季舒　祖珽
褚澄　鄧宣文
徐之才　張遠遊
陶弘景　徐之範
徐敏齊　甄權
甄立言　宋俠

醫說卷第二

醫書

本草

鍼灸

灸背瘡　蒜灸癰疽

灸瘵疾　灸欬逆法

灸鼻衄　灸牙疼法

脚氣灸風市　灸脚轉筋

三里頻灸　灸頭臂脚不宜多

灸痔疾　灸蛇毒

灸難産　灸臍風

不宜灸　因灸滿面黑氣

醫說卷第三

神方

診法

傷寒

諸風

諸風　風疾

風痽　腲腿

風眩　風痺

偏枯　小中不須深治

邪風　風厥

睡防風吹　白癩病

長松治大風　瘵風癩絕不同

食山甲動舊風疾　琰草治風

蚺蛇治風　蛇墜酒罌治風

醫說卷第四

勞瘵

鼻衄吐血

頭風

沐頭洗浴　婦人月水來不可沐頭

川芎不可久服

眼疾

目疾　讀書損目

觀音洗眼偈　眼疾不可沐浴

眼痛不食　眼赤腫

眼疾有虛實　赤目戒食

一目失明　治眼

治內障　治爛緣眼

口齒喉舌耳

舌脹出口　治齒痛

齲齒　飲酒嗽口

漱口食冷　棗能黃齒

齒藥　齒間肉壅出

飲酒喉舌生瘡　苦參不可潔齒

齒縫出血　虎鬚治齒痛

積年耳聾

骨哽

治哽以類推　鵬砂治哽

醫說卷第五

治惡夢　麝枕
癲疾　又
又　狂
魘不寤　夢
臥而不寐　小便如泔
夜魘　暮臥呪
桑葉止汗　太驚發狂
犯天麥毒　夢遺
心脉溢闌　瘖

人卧血歸於汗　血脉

笑歌狂疾

膈噎諸氣

氣膈　五膈

五噎諸氣　五噎

靛治噎疾　糠治卒噎

病噎吐蛇　食飴主噎

百病生於氣　天地氣所主

氣虚氣逆　有餘不足

消渴

心腹痛淋附

癥瘕　遺積瘕

蟯瘕　蛇瘕

米瘕　髪瘕

斛二瘕　食髪致疾

瘕　鼈癥

鼈瘕　痃癖

京三稜治癥瘕

諸蟲

應聲蟲　又

醫說卷第六

當暑勿食生冷　辯臟腑下痢

治赤白痢　久患泄瀉

痢有赤白　罌粟治痢

車前止暴下　薑茶治痢

二藥治痢　治臟腑

半夏益痺止瀉　乳煎蓽撥治氣痢

臟腑秘澁　腸胃流熱

腸風痔疾

痔腸風臟毒　腸風下血

癰疽

癰瘡

脚氣

脚氣痞絶　脚氣無補法

脚心如中箭　脚氣

治閉結拜脚氣　附船愈脚氣病

脚躄　旋複根汁能續筋

漏

時康祖心漏　鱔魚覆漏

鱔漏　蟻漏

腫瘿

中毒

中仙茅附子毒　中蕈毒

中鱔鼈蝦蟆毒　中豆腐毒

諸果有毒　中斑鳩毒

中蜈蚣毒　藥反中毒

中魚毒　中萵菜毒

魚鱿遇蠱毒　中酒毒

天蛇毒　中挑生毒

誤飲蛇交水　中蜘蛛毒

解毒

醫説卷第七

奇疾

食忌

炊湯不宜洗面體　食驢鼈漏肉之戒

食勿多飽勿卧　發暴

飲食忌　醉飲過度

黃帝雜忌法　飲食禁

食蜜不可食鮓　食河豚不可食風藥

飲食宜緩　陰地流泉不可飲

食禁　禽獸蟲魚肉異不可食

勿食生鮮　四時不食

飽勿便睡　生物食之無益

醫說卷第八

疾證

醫　醫特意耳

醫說卷第九

養生修養調攝

婦人

醫說卷第十

小兒

小兒解顱　瘡疹
瘡疹有表裏證　瘡疹黏衣用牛糞
剝瘡痂免成瘢　瘡疹不可洗面
瘡疹用臙脂塗眼　瘡疹後飲清凉飲子
小兒丹毒　小兒吐瀉後成慢驚
小兒初生不飲乳　兒臍血出
兒臍久不乾　薏苡浴兒
臍風撮口

瘡

搔髮際成竅出血　病肥脉

傳瘡　病癩

脚瘡　黄連愈癬

五絕病

五絕　治卒死

凍死　溺死

自縊　夏月熱倒人法

疝瘴痺

湧疝　氣疝

醫說目録終

醫説卷第一

三皇歷代名醫

太昊宓犧氏

宓犧氏以木德王風姓也一曰庖犧氏亦曰太昊蛇首人身生有聖德毋號華胥都於陳作瑟有三十六絃其理天下也仰則觀象於天俯則觀法於地鳥獸之文與地之宜近取諸身遠取諸物於是造書契以代結繩之政畫八卦以通神明之德以類萬物之情所以六氣六腑五臟

五行陰陽水火升降得以有象百病之理得以類推炎黃因斯乃嘗味百藥而制九鍼以拯夭枉矣出帝王世紀

炎帝神農氏

炎帝神農氏長於姜水因而姓姜人身牛首生有聖德始教天下耕種五穀而食之以省殺生之弊嘗味草木宣藥療疾以救夭傷之命百姓日用而不知著本草四卷至梁陶弘景以名醫別錄加之爲七卷逮于我唐統極英國公李勣

許孝崈蘇敬宗等奉詔更復採摭去陶氏之乖違辨俗用之紕紊新修爲二十卷于今行焉出帝王世紀及本草論序

黃帝

黃帝有熊氏少典之子姬姓也長于姬水龍顏有聖德生而能言役使百靈可謂天授自然之體也猶不能坐而得道故以地黃元年正月甲子將遊名山以求神仙時方明力牧從焉東到青丘見紫府先生受三皇天文以劾萬神至具

茨而見大隗君而受神芝圖至蓋上見中皇眞人受九茄散方至羅霍見黃蓋童子受金銀方十九首適崆峒而問廣成子受以自然經造峨嵋山並會地黃君受以眞一經入金谷問導養而質玄素二女著體診則問對雷公岐伯伯高少俞之論備論經脉傍通問難以爲經教制九鍼著內外術經十八卷陟王屋山玉闕之下清齋三日乃登於玉闕之上入瓊琳臺於金杌之上得玄女九鼎神丹飛香爐火之道乃於茅山

採禹餘糧烹之得銅遂還荆山之下鼎湖之上參爐定藥虎豹萬羣爲之視火九鼎神丹成有黃龍下迎黃帝上昇羣臣後宮從上者七十餘人其小臣不得上乃悉持龍髯拔墮帝弓萬姓仰望帝既上昇乃抱其弓與髯而號故後世因名其處爲鼎湖其弓名烏號出帝王世紀太清皇帝九鼎丹經

巫彭

巫彭初作醫周官曰五穀五藥養其病五氣五聲五色視其生觀之以九竅之變參之以五臟

之動遂有五毒攻之以五藥療之以五氣養之以五味節之以祛百病出史記及周書

巫咸

巫咸堯臣也以鴻術爲帝堯醫又出世本曰巫咸初作筮出郭璞巫咸山序及世本

岐伯

岐伯黃帝臣也帝使岐伯嘗味草木典主醫疾經方本草素問之書咸出焉出帝王世紀

俞跗

俞跗者黃帝臣也善醫術所治病不以湯液醪醴鑱石蹻引案杌毒熨一撥見病之應因五臟之輸乃割皮解肌決脉結筋搦髓腦揲荒爪幕湔浣腸胃漱滌五臟鍊精易形以去百病焉史記

桐君

桐君者黃帝時臣也撰藥對四卷及採藥錄說其花葉形色論其君臣佐使相須至今傳焉出本草經方論

雷公

雷公者黃帝時臣也善醫術黃帝燕坐召雷公而問之汝受術誦書者若能覽觀雜學別異比類通合道理務明之可以十全若不能知爲世所怨又曰子知醫之道乎誦而頗能解解而未能別別而未能明明而未能彰足以治羣僚不足以治侯王雷公避席再拜曰臣年幼小矇愚以惑不聞臣受業傳之以教請誦脈經上下篇衆多矣至於別異比類由未能以十全又安足以明之云素問

伯高　少俞

伯高少俞並黃帝時臣未詳其姓輔佐黃帝詳論脉經對揚問難經究盡義理以爲經論故人到于今賴之素問

馬師皇

馬師皇者黃帝時獸醫也善知馬形氣生死之診治之輙愈後有龍下向之垂耳張口師皇曰此龍有病我能巳之也乃鍼其脣及口中以甘草湯飲之而愈又數數有龍出其陂造而治之

一旦龍負之而去不知所之也列仙傳

秦長桑君

長桑君者六國時人不知何許人也時人莫有識者扁鵲少時爲人舍長舍客長桑君過扁鵲心自奇異之常謹以禮遇長桑君亦知扁鵲非常人也乃悉取其禁方書盡與扁鵲出史記

醫緩

醫緩春秋時秦人也未詳其姓晉悼公病求醫於秦伯伯使醫緩治之未至公夢二竪子相謂

曰彼良醫也懼傷我焉將逃之其一曰我居肓之上汝居膏之下若我何緩至謂公曰疾不可爲也在肓之上膏之下攻之不可達之不及（達爲鍼也）藥不至焉不可爲也公曰良醫也厚禮而歸之（出左傳）

醫和

醫和者春秋時秦國人未詳其姓晉侯有病求醫於秦伯秦伯使醫和視之曰疾不可爲也是謂近女室疾蠱非鬼非食惑以喪志（喪志爲惑女色）良臣

將死天命不祐趙孟曰良醫也厚其禮而歸之

並春秋左氏傳

文摯

文摯者春秋時宋國良醫也洞明醫道亦兼異術龍叔子謂之曰子之術微矣吾有疾子能已之乎文摯則命龍叔背明而立文摯從後向明而熟視之曰嘻吾見子之心矣方寸之地虚矣幾聖人也子心六孔流通一孔不達今聖智爲疾或由此乎治之遂愈

醫竘

醫竘者秦之良醫也莫知其姓張子背腫命竘治之張子謂之曰非吾背也任子制焉治之遂愈夫身之與國而猶此也必有所委然後治之

出尹子

鳳綱

鳳綱者漢陽人也常採百草花水漬之瓮盛封泥自正月始迄九月末又取瓮埋之百日煎丸之卒死者以此藥内口中水下之皆生服綱藥

者非但疾差數百歲不死沒入地肺山仙去也出神仙傳

矯氏　俞氏　盧氏

矯氏俞氏盧氏並周之良醫也出列子及初學記

扁鵲

扁鵲者渤海鄭人也徐廣曰鄭當爲鄚縣名今屬河間姓秦名越人至今天下言脈者由扁鵲也出史記

子豹

子豹者秦越人弟子號太子死扁鵲乃使弟子

子陽厲鍼砥石以取三陽五會有間太子蘇扁鵲乃使子豹爲五分之熨以八減之劑和煮之以熨兩脅下太子遂能起坐焉出史記

李醯

李醯爲秦太醫令自知伎不如扁鵲遂密使人刺殺之出史記

崔文子

崔文子者秦時太山人也志好黃老事居潛山下後作黃散赤丸藥賣之都市自言年三百餘

歲後有疫氣人死者萬萬許長史請文子救之文子擁朱旛繫黃散以巡人間飲散服丸即愈所活者以萬許其後去之蜀賣藥故世人云崔文子赤丸黃散近於神也出列仙傳

安期先生

安期先生者琅琊鄉人也賣藥海邊時人謂之千歲公李少君太山採藥病困殆死遇安期安期與之神樓散服一錢匕遂愈秦始皇聞之召見與語三日三夜賜金璧數千萬出於阜鄉亭

皆置之而去出列仙傳

樓護

漢樓護字君卿齊人也父爲醫護少誦經方本草秘方十萬言長老咸敬重之共謂之曰以吾子之材何不宦學乎由是辭其父學經爲京兆令甚有名譽出漢書

公孫光

公孫光齊淄川唐里人也好醫術爲當時所重初淳于意就光家求學光悉以教之所授妙方

子無以教人意曰得禁方實幸甚死不敢妄傳光曰爾後必爲國公吾方盡矣臨淄陽慶其方甚奇異吾不如之可謹事之必得其方意遂辭光而事慶焉出史記

陽慶

陽慶山東齊人也傳黃帝扁鵲之脉書診病知人死生

太倉公

太倉公者齊太倉長臨淄人也姓淳于氏名意

少而喜醫方術高后八年得見師臨淄元里公乘陽慶慶有古先道遺傳黃帝扁鵲之書五色診病知人生死决嫌疑定可治及藥論書甚精悉受其禁方

秦信

秦信者不知何許人也少明敏有度量好經方本草及黃帝扁鵲之脉書爲當代良醫

王遂

王遂不知何郡人少習經方工於理療以藝業

精慱爲齊王侍醫

宋邑

宋邑者臨淄人也率性愛人志尚醫術就齊太倉公長淳于意學五診脉論之術爲當世良醫並史記

馮信

馮信齊臨淄人也爲齊太倉長性好醫方精於診處而臨淄王猶以其識見未深更令就淳于意學方意教以按法逆順論藥法定五味及和

劑湯法信受之擅名於漢出史記

高期

高期不知何許人也入仕爲濟北王太醫王以期術藝未精遣就倉公淳于意學經脉高下及奇絡結俞穴所在及氣當上下出入邪正逆順以宜定鑱石刺灸之法歲餘亦頗通之乃以此知名

王禹

王禹不知何郡人以藝術爲濟北王太醫以識

見未精就倉公意學數歲悉通之以此知名漢代

唐安

唐安齊臨淄人也言貌謙恭風儀溫雅性好醫術就倉公學意教以五診上下經脉竒恒四時應陰陽之法乃爲齊醫

杜信

杜信不知何郡人也性度溫恭謙柔好學知自身之病乃悉心學醫自欲扶危持顛兼以安人

濟衆遂詣倉公求學情理甚懇意憐之教以上下經脉五診之法二歲餘亦以知名漢代并記史

玄俗

玄俗者莫知其姓字也自言河間人恒食巴豆雲母賣藥於都市為人治病河間王賣藥服之下蛇十餘頭王問其病源俗云王病乃六世餘殃非王所知也緣王常放乳鹿仁感天心故遭俗爾王欲以女妻之俗夜亡去不知所之後有人見於常山之下焉列仙傳

張機

後漢張機字仲景南陽人也受術於同郡張伯祖善於治療尤精經方舉以孝廉官至長沙太守後在京師爲名醫於當時爲上手時人以爲扁鵲倉公無以加之也（出何顒別傳及甲乙經仲景方論序）

郭玉

郭玉太醫丞廣漢人也和帝試玉之診使嬖臣美手者與宮人雜處帷中令玉診之玉曰左陽右陰非一女之脉也帝甚奇之（後漢書）

程高

程高廣漢人也性好經方問道無倦有一藝長於已者必千里伏膺聞涪翁善醫術及鍼經診脉法尋求積年竟乃得之擅名當代爲太醫丞後漢書

涪翁

涪翁者不知姓名釣於涪水因號涪翁精於醫術所治病不限貴賤皆摩踵救之而不求其報甚爲當代所重後漢書

沈建

沈建丹陽人也父爲長吏而建獨學好道不肯仕宦學導引服食之術延年却老之法又能治病病無輕重建治輙愈建斷穀不食輕舉飛行或去或來如此三百餘年乃絶迹不知所之（出神仙傳）

張伯祖

張伯祖南陽人也志性沉簡篤好方術診處精審療皆十全爲當時所重同郡張仲景異而師

之因有大醫出張仲景方序論

杜度

杜度不知何許人也仲景弟子識見宏敏器宇沖深淡於驕矜尚於救濟事仲景多獲禁方遂爲名醫出仲景方

衛沉

衛沉不知何郡人也仲景弟子知書疏有小才撰四逆三部厥經及婦人胎臟經小兒顱顖經方三卷皆其所制知名當代出仲景方

華佗

華佗字元化沛國譙人也洞曉醫方兼善養性之術年百餘歲而貌有壯容時人謂之仙魏志列傳

李當之

李當之者不知何許人也華陀弟子少通醫經尤精藥術出梁七録

吳普

吳普廣陵人也爲華陀弟子以藝術知名性恬淡善醫方年九十餘而耳目聰明牙齒完堅知

名當代錄 梁七

樊阿

樊阿彭城人受術於華陀遂爲名醫出張湛養生論華陀別論

封君達

青牛道士封君達隴西人也服黃連五十餘年又入鳥鼠山服汞百餘歲後還鄉里視之如年三十者常騎青牛聞有疾病殆死者無論識與不識以藥治之應手而愈後入玄丘山仙去神仙

傳及博物志

韓康

韓康字伯休京兆灞陵人常採藥於名山賣於長安市口不二價三十餘年時有女子從康買藥康守價不移女子曰公是韓伯休即乃不二價康嘆曰我本避名女子皆知有我何用藥爲遁入灞陵山中莫知所之出高士傳

董奉

董奉字君異侯官人也爲人治病病愈令種杏

五株輕者一株數升之間杏有十萬杏熟以穀一器易一器杏以所得穀賑救貧乏奉在人間近二百年顏貌若三十許人一旦舉手指天竦身入雲出葛洪神仙傳

負局先生

負局先生吳人也莫知其姓名負石磨鏡人有疾苦即出紫丸赤丸與服無不差後大疫家至戶到與藥活數萬餘人不取錢去時語人曰吾欲還蓬萊山爲汝曹下神水崖頭一旦有水色

白從石間流下服多愈疾出列仙傳

李譔

李譔字欽仲梓潼涪人也通五經諸子無不該覽博好醫方爲庶子遷僕射中散大夫後在官卒蜀志

李子豫

李子豫晉時不知何郡人也少善醫方當代稱其通靈許永爲豫州刺史其弟患心腹堅痛十餘年殆死忽自夜聞屏風後有鬼謂腹中鬼曰

何不促殺之不然明日李子豫當從此過以赤丸打殺汝汝其死矣腹中鬼對曰吾不畏之於是許永使人候子豫子豫果來未入門病者自聞腹中呻吟聲及子豫入視曰鬼病也遂於其箱出八毒赤丸與服須臾腹中雷鳴膨轉大利數行遂差今八毒丸方是也出續搜神記

張苗

張苗不知何郡人雅好醫術善消息診處爲時所重出晉書

王叔和

王叔和高平人也博好經方尤精診處洞識攝養之道深曉療病之源採摭羣論撰成脉經十卷篇次張仲景方論爲三十六卷大行于世出張湛養生方

趙泉

趙泉不知何許人性好醫方拯救無倦善療衆疾於瘧尤工爲時歎服出晉書

葛洪

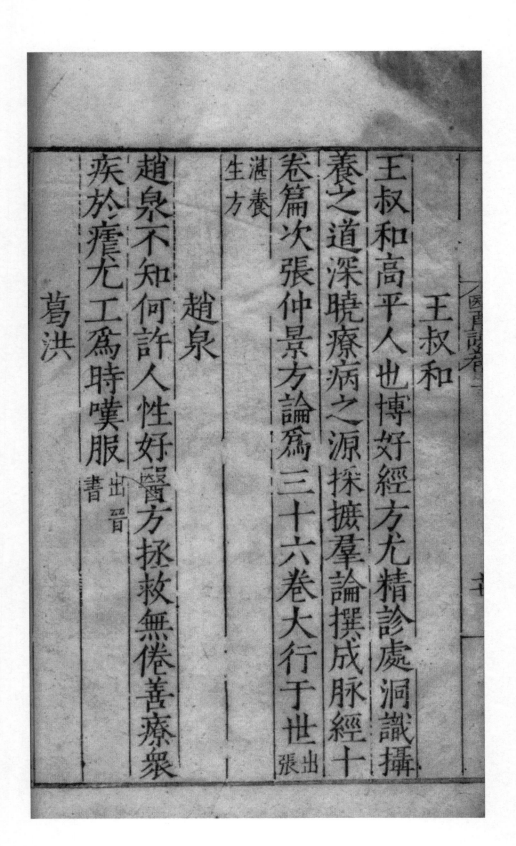

葛洪字稚川丹陽句容人也廣覽衆書及諸史百家之言下至短雜文章近得萬卷自號抱朴子善養性之術明拯救之法撰經效諸藥方三卷名曰肘後出晉中興書

皇甫謐

皇甫謐字士安幼名靜安定朝郡人也沉靜寡欲始有高尚之志以著述爲務自得風痺疾因而學醫習覽經方手不輟卷遂盡其妙

裴頠

裴頲字逸之河東人也多學術善醫經診處通明方藥精富于時名醫頑學咸皆嘆伏官至尚書左僕射並晉書

劉德

劉德彭城人也少以醫方自達長以才術知名當朝縉紳伏膺附響工治衆疾於虛勞不足尤見精通療之隨手而愈猶是承流向風千里而來者多矣官至太醫校尉

史脫

史脫不知何郡人器性沉毅志行敦簡善診候明消息多辯論以醫精專拯療工奇拜太醫校尉治黃疸病最爲高手

宮泰

宮泰不知何郡人幼而岐嶷長而聰敏靜好墳典雅尚方術有一藝長於已者必千里尋之善診諸疾療上氣尤異制三物散方治喘嗽上氣甚有異效世所貴焉

蘄邵

靳邵不知何許人也性明敏有才術本草經方誦覽無不通究裁方治療意出衆見創置五石散礬石散方晉朝士大夫無不服餌獲異效焉

阮偘

阮偘字德如陳留尉氏人也幼而聰惠長而好學性沉靜有大度以秀才爲郎游心方伎無不通會於本草經方療治之法尤所耽尚官至河内太守 以上出晉書

張華

張華字茂先范陽方城人也學業優博辭藻溫麗精於經方本草診論工奇理療多效出晉書及徐廣晉紀

蔡謨

蔡謨字道明不知何許人也素以儒道自達治涖知名性有道風耽尚醫術嘗覽本草經方手不釋卷及授揚州刺史將之任渡江食蟚蜞中彭蜞毒殆死嘆曰讀爾雅不熟爲勤學所誤焉出晉紀

程據

程據不知何許人志性沉毅雅有度量少以醫術知名爲太醫令（晉中興書）

支法存

支法存者嶺表僧人也幼慕空門心希至道而性敦方藥尋覽無厭當代知其盛名自永嘉南渡晉朝士夫不襲水土所患皆脚弱唯法存能拯濟之（出千金方序）

仰道士

仰道士嶺表僧人也少以聰惠入道長以醫術
開懐因晉朝南移衣纓士類不襲水土皆患軟
腳之疾染者無不斃踣而此僧獨能療之天下
知名焉千金方序論

范汪

范汪字玄平不知何郡人少孤年六歲過江依
外家新野庾氏賔于園中布衣蔬食燃薪寫書
畢讀誦亦遍遂博通百家之言性仁愛善醫術
嘗以拯恤爲事凡有疾病不以貴賤皆治之所

活十愈八九晉中興書

殷仲堪

殷仲堪陳郡人父病積年衣不解帶躬學醫方究其精妙出晉書

王顯

王顯字世隆滎陽平人也以醫術自達而明敏初文昭皇后之懷世宗夢爲日所逐化爲龍而遶后后寤而驚悸遂成心疾勑召諸醫及顯爲后診脉徐謇言是微風入臟宜進湯藥及加鍼

灸顯診云按三部非有心疾將是懷孕生男之象後果如顯言乃補御史（出後漢書）

徐謇

徐謇字成伯丹陽人也與兄文伯皆善醫謇性祕忌承奉不得意雖貴如王公不爲措療魏孝文遷洛除中散大夫文伯事南齊位至太山蘭陵守（出南齊史及後魏書）

徐雄

徐雄謇之子也爲員外散騎侍郎醫術爲江左

所稱至雄子之才貴盛贈太常卿兗州刺史齊史

王纂

王纂者海陵人少習經方尤精鍼石遠近知其盛名出劉敬叔異苑

徐熈

徐熈字秋夫不知何郡人時爲射陽令善醫名聞海内

道度

道度熈之長子也器宇宏深節行清敏少精醫

術長有父風位至蘭陵太守

叔嚮

叔嚮熈之次子也志性溫恭敏而好學善於政理尤工醫術官至太山太守並宋書

薛伯宗

薛伯宗不知何許人善以禁氣治人病出宋書及吳均齊春秋

徐仲融

徐仲融不知何郡人爲濮陽太守性好黃老隱

秦望山有道士過之求飲因留一葫蘆遺之曰君習之子孫當以道術救世位至二千石仲融開視乃扁鵲鏡經一卷因精心學之名振海内仕至濮陽太守

胡洽

胡洽道士不知何許人性尚虚静心栖至道以拯救爲事醫術知名

徐文伯

徐文伯字德秀東陽人也爲太山太守素有學

行篤名醫術

徐嗣伯

徐嗣伯東陽人也文伯之弟志節慷慨超然不羣少負其才雅有異術而性行仁愛經方診訣占候靡不詳練悉心拯救不限貴賤皆摩踵救之多獲奇效特爲當代所稱並宋書

僧深

僧深齊宋間道人也少以醫術知名療脚弱脚氣之疾爲當時所伏撰錄法存等諸家舊方三

十餘卷經用多效時人號曰深師方千金方序論

劉涓子

劉涓子不知何許人晉末於丹陽郊外照射忽有一物高二丈許因射而中之走如電激聲若風雨夜不敢追明日率門人弟子鄰巷數十人尋其蹤跡至山下見一小兒問曰何姓小兒云主人昨夜爲劉涓子所射取水以洗瘡因問小兒主人是誰荅曰是黃父鬼乃將小兒還未至聞擣藥聲遥見三人一人臥一人開書一人擣

藥即齊聲叫突而前三人並走遺一帙癰疽方并一臼藥時消子得之從宋武帝北征有被瘡者以藥塗之隨手而愈論者謂聖人作事天必助之蓋天以此授武帝也消子用方爲治千無一失演爲十卷號曰鬼遺方出龔慶宣鬼遺方序

羊昕

羊昕字敬元不知何許人志好文儒性敦方藥莅事詳審診療精能以拯濟功奇累遷中散大夫義興太守

秦承祖

秦承祖不知何郡人也性耿介有决斷當時名人咸所歸伏而專好藝術精於方藥不問貴賤皆治療之當時稱之爲上手並宋書

張子信

張子信河内人也清静好文學少以醫術知名太寧中徵爲尚藥典御出齊書

顧歡

顧歡字玄平吳郡人也隱於會稽山陰白石村

歡率信仁愛素有道風或以禳厭而多所全護有病邪者以問歡歡曰君家有書乎曰唯有孝經可取置病人枕邊恭敬之當自差如言果愈問其故曰善禳惡正勝邪吳均齊春秋

李元忠

李元忠驃騎大將軍兼中書令晉陽縣伯趙郡栢仁人也初以母老多患遂通集方術志性仁恕疾病療之無問貴賤北齊書

李密

李密殿中尚書濟川刺史容城縣侯食邑四百戶字希邕平棘人也寄方直有至行毋病積年不愈乃習經方遂盡其妙多所全護由是知名

崔季舒

崔季舒字叔正博陵安平人少孤明敏有識幹涉獵經史愛好文章長於尺牘有經世才精於醫術經方本草嘗所披覽不限貴賤皆拯治之北齊書

祖珽

祖珽字孝徵范陽酋人也博學善屬文尤長於

醫術北齊書

褚澄

褚澄齊尚書吳郡太守字彦通雅有才量博好

經方善醫術診處工候究盡其疾病療之無貴

賤皆先審其苦樂榮悴鄉壤風俗水土所宜氣

血強弱然後裁方用藥至於寡婦僧尼必有異

乎妻妾之療

鄧宣文

鄧宣文不知何許人少以醫術知名志性方直除太醫尚藥典御並北齊書

徐之才

徐之才金紫光祿大夫開府儀同三司尚書令西陽郡王字士茂高平金鄉人幼而俊發酬應如響善醫有機辯武明皇太后不豫之才奏藥立愈肅宗召與同坐令皇太子拜之贈帛千段錦四百疋車馬衣服上利田園千畝張太素齊書

張遠遊

張遠遊齊人也以醫藥道術知名尋有詔徵令與術士同合九轉金丹丹成顯祖置之玉匣曰貪人間樂不能飛上天待我臨死方可服同上

陶弘景

梁陶弘景貞白先生字通明丹陽人母郝氏夢兩天人手執香爐來至其所旣而有孕以孝建三年夏至日生幼而警慧博學通經有志養生性好醫方專於拯濟利益羣品故修撰神農本草經三卷出梁書及藝文雜類

徐之範

徐之範儀同大將軍太常卿恒山太守嗣西陽王即北齊之才之弟也亦以醫術知名官至太常卿襲兄爵爲西陽王齊滅入周拜儀同大將軍後周書

徐敏齊

徐敏齊太常卿之範之子也工醫博覽多藝開皇中贈朝散大夫出隋書

甄權

甄權許州扶溝人常以母病與弟立言專習醫方遂究其妙

甄立言

甄立言權之弟也俱以母病專心習醫遂盡其妙武德中累遷太常丞御史大夫杜淹患風毒發腫太宗令立言治之既而奏曰更二十一日午時死果如其言

宋俠

宋俠者不知何郡人也性明敏有學術於經方

本草尤所敦尚竟以醫術知名

許胤宗

許胤宗常州義興人初仕陳爲新蔡王外兵參軍時柳太后感風不能言脉益沉而噤胤宗曰口不下藥宜以湯氣蒸之令藥入腠理周時可差遂造黃耆防風湯數十斛置於床下氣如煙霧如其言便得語由是超拜義興太守 並唐史

孫思邈

孫思邈雍州華原人七歲就學日誦千言善談

莊老百家之說性好醫術但是經方無不該覽撰千金等方行于世

張文仲

張文仲洛州洛陽人以醫術著名文仲則天時爲侍御醫尤善療風疾則天令撰療諸方奏曰風有一百二十種氣有八十種大抵雖同人性各異唯氣頭風則隨發動臨時消息之但有風氣之人春末夏初秋暮得通洩即不至困劇

孟詵

孟詵者汝州梁人也以進士擢第垂拱初累遷
鳳閣舍人少好方術以藥餌爲事撰補養方必
效方行於世

王方慶

王方慶太原人也雅有材度博學多文篤好經
方精於藥性

秦鳴鶴

秦鳴鶴不知何許人也爲高宗侍醫並唐史

許智藏

許智藏高陽人幼嘗以母疾博覽醫方世號名醫仕陳爲散騎侍郎會秦孝王俊有疾上馳召之夜夢其亡妃崔氏泣曰本來相迎聞許智藏將至其人若到當必相苦爲之柰何明夜俊又夢崔氏曰妾得計矣當入靈府中避之智藏至爲俊診脉曰疾已入心卽當發癇不可救也果如其言出隋書

巢元方

巢元方不知何許人也大業中爲太醫博士奉

詔撰諸病源候論五十卷罔不該集宋宣獻撰巢氏病源

序

元珠先生

元珠先生不知何許人隱顯莫測惟太濮令王冰識其爲異人乃師氏之元珠洞明素問究極微奧密授妙旨教冰五臟六氣修煉養生之法草石性理祛邪去疾神方由是冰乃註大經素問至一爲醫家宗範出仙傳

王冰自號啓玄子

王冰寶應中爲太濮令篤好醫方得先師所藏太素及全元起者大爲次註素問合八十一篇二十四卷且序曰將升岱岳非逕奚爲欲詣扶桑無舟莫過乃精勤博訪而幷友其人歷十二年方臻理要詢謀得失深遂夙心出林光禄素問序

醫說卷第一　終

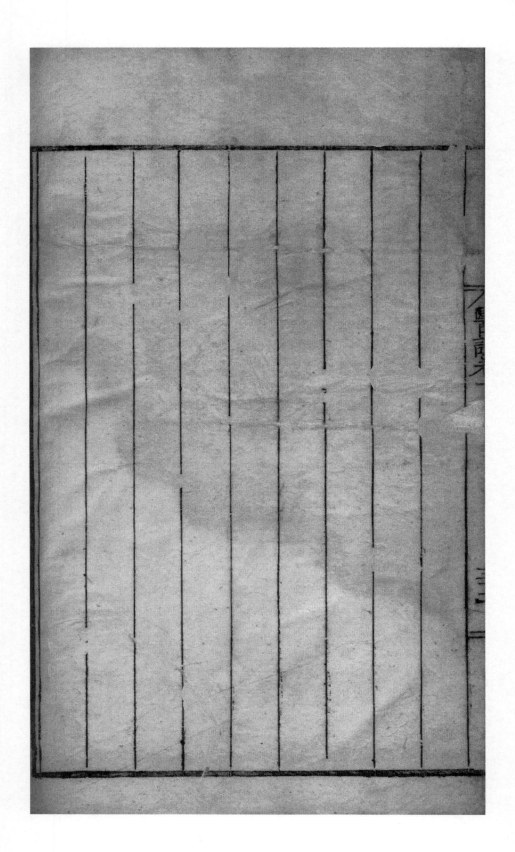

醫說卷第二

醫書

醫書

皇甫謐帝王世紀曰黃帝命雷公岐伯教制九鍼著内外經素問之書咸出焉黃帝内傳曰帝昇爲天子鍼經脉訣無不備也故金匱甲乙之類皆祖黃帝

黃帝與岐伯問難

黃帝御極坐明堂之上臨觀八極考建五常以

謂人生負陰而抱陽食味而被色寒暑相盪喜怒交侵乃與岐伯上窮天紀下極地理遠取諸物近取諸身更相問難雷公之倫授業傳之而内經作矣蒼周之興秦和述六氣之論具明於左史厥後越人得其一二演述難經西漢倉公傳其舊學東漢仲景撰其遺論晉皇甫謐次爲甲乙隋楊上善纂爲太素唐王冰篤好之大爲次註林億素問序

素問惟八卷

班固曰内經十八卷素問卽其經之九卷兼靈樞九篇乃其數焉雖年代移革而授學猶存懼非其人時有所隱故第七一卷師氏藏之今之奉行惟八卷爾周有和緩漢有淳于魏有張公華公皆得斯道妙者也王冰素問序

醫之起

帝王世紀曰黄帝使岐伯主典醫藉以療衆疾說文曰巫彭初作醫呂氏春秋亦曰巫彭作醫

方書所出

世諸方書藥法雖損益隨時大抵祖述黃帝如
脉經之出於晉王叔和病源之出於隋巢元方
湯液經之出於商伊尹傷寒論出於漢張機千
金備急出於唐孫思邈外臺秘要出於唐王珪
皇朝太平集天下名方爲太平聖惠其餘紛紛
無代無之高氏小史曰炎帝作藥方以救時疫

事物紀原

難經

帝王世紀曰黃帝命雷公岐伯論經脉旁通問

難八十一爲難經楊元操難經序曰黃帝八十一難經者秦越人所作按黃帝內經一秩秩九卷其義難究越人乃採精要八十一章爲難經

同上

陸宣公裒方書

陸宣公在忠州裒方書以度日非特假此以避禍蓋君子之存心無所不用其至也前輩名士往往能醫非惟衛生亦可及物而今人反耻言之近時士大夫家藏方或集驗方流布甚廣皆

仁人之用心本草單方近已刻於四明及本朝諸公文集雜說中名方尚多未見有類而傳之者予屢欲爲之恨藏書不廣儻有能用予言集以傳諸人亦濟物之一端也

本草

百藥自神農始

淮南子曰神農始嘗百草之滋味當此之時一日而遇七十毒世本曰神農和藥濟人則百藥自神農始也世紀或云伏羲嘗味百草非也梁

陶弘景本草序曰神農氏王天下宣藥療疾以拯夭傷高氏小史曰炎帝嘗百藥以治病嘗藥之時百死百生帝王世紀曰炎帝嘗味草木宣藥療疾著本草四卷至梁陶弘景唐李世勣等註叙爲二十卷　皇朝開寶中重校定仁宗嘉祐中命掌禹錫等集類諸家叙藥之説爲補注本草唐書于志寧傳志寧云班固惟記黄帝内外經不載本草梁七録乃稱之世謂神農嘗藥黄帝以前文字不傳以識相付至桐雷

乃載篇冊然所載郡縣多漢時張仲景華陀竄記其語梁陶弘景此書應與素問同類其餘多與志寧之說同也事物紀原

藥有君臣佐使

藥有君臣佐使大抵養命之藥則多君養性之藥則多臣療病之藥則多佐使猶依本性所主而兼復斟酌詳用此者益當爲善

用藥增減

千金方云夫衆疾積聚皆起於虚虚生百病積

者五臟之所積聚者六腑之所聚如斯等疾多從舊方不假增損虛而勞者其弊萬端宜應隨病增減聊復審其冷熱記其增損之主耳虛勞而頭痛復熱加枸杞萎蕤虛而欲吐加人參虛而不安亦加人參虛而多夢紛紜加龍骨虛而多熱加地黃牡礪地膚子甘草虛而冷加當歸芎藭乾薑虛而損加鍾乳棘刺蓯蓉巴戟天虛而大熱加黃芩天門冬虛而多忘加茯神遠志虛而驚悸不安加龍齒沙參紫石英小草若冷

則用紫石英小草若客熱則用沙參龍齒不冷不熱皆用之虛而口乾加麥門冬知母虛而吸吸加胡麻覆盆子栢子仁虛而多氣兼微咳加五味子大棗虛而身強腰中不利加磁石杜仲虛而多冷加桂心吳茱萸附子烏頭虛而勞小便赤加黃芩虛而客熱加地骨皮白水黃芪白水地名虛而冷用隴西黃芪虛而痰復有氣用生薑半夏枳實虛而小腸利加桑螵蛸龍骨雞肶胵虛而小腸不利加茯苓澤瀉虛而損溺白加厚

朴諸藥無有一一歷而用之但據體性冷熱的相主對聊叙增損之一隅夫處方者宜準此

藥有宣通補洩

藥有宣通補洩輕重澀滑燥濕此十種者是藥之大體而本經都不言之後人亦未述遂令調合湯丸有昧於此者至如宣可去壅即薑橘之屬是也通可去滯即通草防巳之屬是也補可去弱即人參羊肉之屬是也洩可去祕即葶藶大黃之屬是也輕可去實即麻黃葛根之屬是

也重可去怯即磁石鐵粉之屬是也澀可去脫即牡礪龍骨之屬是也滑可去著即冬葵榆皮之屬是也燥可去濕即桑白皮赤小豆之屬是也濕可去枯即紫石英白石英之屬是也只如此體皆有所屬凡用藥者審而詳之則靡所遺失矣

本草黑白字

滕元發云一善醫惟取本草白字藥用之多驗蘇子容云黑字者多後漢人益之

藥有陰陽配合

本草云凡天地萬物皆有陰陽大小各有色類壽究其理並有法象故毛羽之類皆生於陽而屬於陰鱗介之類皆生於陰而屬於陽所以空青法木故色青而主肝丹砂法火故色赤而主心雲母法金故色白而主肺雌黃法土故色黃而主脾磁石法水故色黑而主腎餘皆以此推之例可知也

誤注本草

張文潜好食蟹晚苦風痺然嗜蟹如故至剔其肉滿貯巨桮而食之嘗作詩云世言蟹毒甚過食風乃乗風淫爲末疾能敗股與肱我讀本草書美惡未有憑筋絶不可理蟹續罕如絙骨萎用蟹補可使無崩騫凡風待火出熱甚風迺騰中言若遇蟹其快如霜冰俗傳未必妄但恐殊愛憎本草起東漢要之出賢能雖失諒一不遠竟跡終殊稱書生自信書俚說徒營營文潜爲此詩殆嗜蟹之僻而爲之辯耶抑直信本草也如

河豚之目并其子凡血皆有毒食者每剔去之其肉則洗滌數十過俟色如雪方敢烹故梅聖俞詩云烹炰苟失所入喉為鏌鋣而大觀本草乃云河豚性溫無毒所謂注本草誤而能殺人者殆此類耶

藥名之異

本草一物而有數名者詳載本經至有日常用之藥乃有異名一時難以尋討今直指其名表而出之庶有益於後學牡蒙乃紫參衛矛即鬼

箭紫葳今凌霄花蘹香子即茴香也莎草根今
香附子是北亭砂乃碙砂茗苦荼者荼也無食
子没石子是南燭枝今烏飯葉菰根茭筍也惡
實即牛蒡子蠡實即馬藺淫羊藿即仙靈脾假
蘇是荊芥葫是大蒜牙子乃狼牙馬勃乃馬屁
菌也商陸即當陸根敗天公人戴竹笠之敗者
薰陸香乳香也訶黎勒初未成實風吹之墜地
謂之隨風子太平廣記載南威橄欖也石蜜櫻
桃也盧橘枇杷也木蜜棗也歷塵也葱白涼青

熱通九竅韮白暖地之羊肉青凉開九竅萊菔乃蘿蔔小草即遠志葉半天河竹籬頭水也署蕷今之山藥神屋即龜甲五靈脂寒號虫糞也芰實菱也烏芋即慈菇蚤休即紫荷車浮石載石蟹條下慎火草即景天也

鍼灸

鍼灸之始

帝王世紀曰太昊畫八卦以類萬物之情六氣六腑五臟五行陰陽四時水火升降得以有象

百病之理得以有類乃制九鍼又曰黄帝命雷公岐伯教制九鍼蓋鍼灸之始也

明堂

今醫家記鍼灸之穴爲偶人點誌其處名明堂按銅人俞穴圖序曰昔黄帝問岐伯以人之經絡窮妙于血脉參變乎陰陽盡書其言藏於金蘭之室洎雷公請問乃坐明堂以授之後世言明堂者以此並事物紀原

妙鍼獺走

宋人王纂海陵人少習經方尤精鍼石遠近知其盛名宋元嘉中縣人張方女日暮宿廣陵廟門下夜有物假作其壻來女因被魅惑而病纂爲治之始下一鍼有獺從女被内走出病因而愈（劉敬叔異苑）

鍼芻愈鬼

徐熙字秋夫不知何郡人時爲射陽少令善醫方名聞海内常夜聞有鬼呻吟聲甚淒苦秋夫曰汝是鬼何所須荅曰我姓斛名斯家在東陽

患腰痛死雖爲鬼而疼痛不可忍聞君善術願相救濟秋夫曰汝是鬼而無形云何厝治鬼曰君但縛芻爲人索孔穴鍼之秋夫如其言爲鍼腰四處又鍼肩井三處設祭而埋之明日一人來謝曰蒙君醫療復爲設祭病除饑解感惠實深忽然不見當代稱其通靈長子道度次子叔嚮皆精其術焉唐史

鍼愈風手

唐甄權許州扶溝人常以母病與弟立言專習

醫方遂究其妙隋開皇初爲祕書省正字後稱疾除曾州刺史庫狄欽若患風手不得引諸醫莫能療權謂曰但將弓箭向垛一鍼可以射矣鍼其肩隅一穴應時愈貞觀中年一百三歲太宗幸其家視其飲食訪以藥性因授朝散大夫賜几杖衣服其修撰脉經鍼法明堂人形圖各一卷至今行用焉同上

許希善鍼

天聖中　仁宗不豫國醫進藥久未效或薦許

希善用鍼者召使治之三鍼而疾愈所謂興龍穴是也　仁宗大喜遽命官之賜予甚厚希善既謝上復西北再拜　仁宗怪問之希善曰臣師扁鵲廟所在也　仁宗嘉之是時孔子之後久失封爵故顏大初作許希詩以諷之於是詔訪孔子四十七代孫襲封文宣王皇朝類苑

鍼法

善用鍼者從陰引陽從陽引陰以右治左以左治右以我知彼以表知裏

鍼愈風眩

秦鳴鶴爲侍醫高宗苦風眩頭重目不能視武后亦幸災異逞其志至是疾甚召鳴鶴張文仲診之鳴鶴曰風毒上攻若刺頭出少血卽愈矣天后自簾中怒曰此可斬也天子頭上豈是試出血處耶上曰醫之議病理不加罪且吾頭重悶殆不能忍出血未必不佳命刺之鳴鶴刺百會及腦戶出血上曰吾眼明矣言未畢后自簾中頂禮拜謝之曰此天賜我師也躬負繒寶以

遺鳴鶴

鍼鼻生贅

狄梁公性好醫藥尤妙鍼術顯慶中應制入關路傍大榜云能療此兒酬絹千匹有富室兒鼻端生贅如拳石綴鼻根蒂如筋痛楚危亟公爲腦後下鍼疣贅應手而落其父母輦千縑奉焉公不顧而去集異記

筆鍼破癰

李王公主患喉癰數日痛腫飲食不下纔召到

醫官言須鍼刀開方得潰破公主聞用鍼刀哭不肯治痛逼水穀不入忽有一草澤醫曰某不使鍼刀只用筆頭蘸藥癰上霎時便潰公主喜遂令召之方兩次上藥遂潰出膿血一盞餘便寛兩日瘡無事令傳其方醫云乃以鍼繫筆心中輕輕劃破其潰散爾別無方言醫者意也以意取效爾名醫錄

鍼瘤巨虱

臨川有人瘤生頰間癢不可忍每以火烘炙則

差止巳而復然極以患苦醫者告之曰此眞虱瘤也當剖而出之取油紙圍頂上然後施砭瘤才破小虱涌出無數最後一白一黑兩大虱皆如豆殼中空空無血與頰了不相干畧無瘢痕但瘤所障處正白爾丁志

善鍼

無爲軍張濟善用鍼得訣於異人能觀解人而視其經絡則無不精因歲饑疫人相食凡視一百七十人以行鍼無不立驗如孕婦因仆地而

腹偏左鍼右手指而正久患脫肛鍼頂心而愈傷寒反胃嘔逆累日食不下鍼眼背立能食皆古今方書不著陳瑩中爲作傳云藥王藥王爲世良醫嘗草木金石名數凡十萬八千悉知酢鹹淡甘辛等味故從味因悟入益知今醫家別藥口味者古矣邵氏聞見錄

捫腹鍼兒

朱新仲祖居桐城時親戚間有一婦人娠孕將產七日而子不下藥餌符水無不用待死而已

名醫李幾道偶在朱公舍朱引至婦人家視之李曰此百藥無所施惟有鍼法吾藝未至此不敢措手爾遂還而幾道之師龐安常適過門遂同謁朱朱告之故曰其家不敢屈公然人命至重公能不惜一行救之否安常許諾相與同往才見孕者即連呼曰不死令其家人以湯溫其腰腹間安常以手上下拊摩之孕者覺腸胃微痛呻吟間生一男子母子皆無恙其家驚喜拜謝敬之如神而不知其所以然安常曰兒已出

胞而一手誤執母腸腸胃不復能脫故雖投藥而無益適吾隔腸捫兒手所在鍼其虎口兒既痛即縮手所以遽生無他術也試令取兒視之右手虎口有鍼痕其妙如此泊宅編

鍼急喉閉

於大指外邊指甲下根齊鍼之不問男女左右只用人家常使鍼鍼之令血出即效如大段危急兩手大指都鍼之其功甚妙庚志

砭石

砭石謂以石爲鍼也山海經曰高氏之山有石
如玉可以爲鍼則砭石也

刺悞中肝

督郵徐毅得病華佗往省之毅謂佗曰昨使醫
曹吏劉祖鍼胃脘訖便苦咳嗽欲卧不安佗曰
刺不得胃脘誤中肝也食當日減五日不救如
佗言三國志

九鍼

九鍼上應天地陰陽一天二地三人四時五音

六律七星八風九野一鍼皮二鍼肉三鍼脉四鍼筋五鍼骨六鍼調陰陽七鍼益精八鍼除風九鍼通九竅除三百六十五節氣一鑱鍼二貟鍼三鍉鍼四鋒鍼五鈹鍼六貟利鍼七毫鍼八長鍼九大鍼

工鍼

僧海淵閬人也工鍼砭天禧中入吳楚游京師寓相國寺中書令張士遜疾國醫拱手淵一鍼而愈由是知名既老歸蜀范景仁賦詩餞之云

舊鄉山水遶禪扃日日山光與水聲歸去定貪山水樂不教蒐夢到神京治平二年化去張唐英貽以偈曰言生本不生言滅本不滅覺路自分明勿與迷者説劉季孫銘其塔曰資身以醫有聞於時餘幣散之拯人於危此士君子所難嗟乎師

鍼舌底治舌出不收

王況字子亭本士人爲南京宋毅叔壻毅叔既以醫名擅南北況初傳其學未精薄遊京師甚

悽然會鹽法忽變有大賈覩揭示失驚吐舌遂不能復入經旬食不下咽尩羸日甚國醫不能療其家憂懼榜于市曰有治之者當以千萬爲謝況利其所售之厚姑徃應其求旣見賈之狀忽發笑不能制心以謂未易措手也其家人怪而詰之況謬爲大言答之曰所笑者輦轂之大如此乃無人治此小疾耳語主人家曰試取鍼經來況謾檢之偶有穴與其疾似是者況曰爾家當勤狀與我萬一不能治則勿尤我當爲鍼

之可立效主病者不得已亦從之急鍼舌之底抽鍼之際其人若委頓狀頃刻舌遂伸縮如平時矣其家大喜謝之如約又為之延譽自是翕然名動京師既小康始得盡心肘後之書卒有聞於世事之偶然有如此者況後以醫得幸宣和中為朝請大夫著全生指迷論一書醫者多用之王明清餘話

艾謂之一壯

醫用艾一灼謂之一壯以壯人為法也其言若

千壯壯人當依此數老幼羸弱量力減之類苑

灸背瘡

京師萬勝門剩貟王超忽覺背上如有瘡隱起倩人看之已如盞大其頭無數或教往梁門裏外科金龜兒張家買藥張視嚬眉曰此瘡甚惡非藥所能治只有灼艾一法庶可冀望萬分然恐費力乃撮艾與之曰且歸家試灸瘡上只怕不疼直待灸疼方可療爾灼火十餘殊不知痛妻守之而哭至第十三壯始大痛四傍惡肉捲

爛隨手墮地即似稍愈再請張謝張付藥敷貼數日安則知癰疽發於背脊其捷法莫如灸也

類編

蒜灸癰疽

凡人初覺發背欲結未結赤熱腫痛先以濕紙覆其上立視候之其紙先乾處則是結癰頭也取大蒜切成片如當三錢厚薄安其頭上用大艾炷灸之三壯即換一片蒜痛者灸至不痛不痛者灸至痛時方住最要早覺早灸爲上一日

二日十灸十活三日四日六七活五六日三四
活過七日不可灸矣若有十數頭作一處生者
即用大蒜研成膏作薄餅鋪頭上聚艾於蒜餅
上燒之亦能活也若背上初發赤腫一片中間
有一粟米大頭子便用獨頭蒜切去兩頭取中
間半寸厚薄正安於瘡上却用艾於蒜上灸二
七壯多至四十九壯江寧府紫極觀因掘得石碑載之

灸瘵疾

女童莊妙眞項緣二姊坐瘵疾不起餘孽亦駿

騐見及偶一趙道人過門見而言曰汝有瘵疾不治何耶荅曰喫了多少藥弗效趙笑曰吾得一法治此甚易當以癸亥夜二更六神皆聚之時解去下體衣服於腰上兩傍微陷處鍼灸家謂之腰眼直身平立用筆點定然後上床合面而臥每灼小艾炷七壯勞蟲或吐出或瀉下即時平安斷根不發更不傳染敬如其教因此獲全生類編

灸欬逆法

予族中有病霍亂吐利垂困忽發欬逆半日之間遂至危殆有一客云有灸欬逆法凡傷寒及久疾得欬逆皆爲惡候投藥皆不效者灸之必愈予遂令灸之火至肌欬逆已定元豐中予爲鄜延經畧使有幕官張平序病傷寒已困一日官屬會飲通判延州陳平裕忽言張平序已屬纊求往見之予問何遽至此云欬逆甚氣已不屬予忽記灸法試令灸之未食頃平裕復來喜笑曰一灸遂差其法乳下一指許正與乳相直

骨間陷中婦人即屈乳頭度之乳頭齊處是穴艾炷如小豆許灸三壯男灸左女灸右只一處火到肌即差若不差則多不救矣良方

灸鼻衄

徐德占教衄者急灸項後髮際兩筋間宛宛中三壯立止蓋血自此入腦注鼻中常人以線勒頭後尚可止衄此灸決效無疑同上

灸牙疼法

隨左右所患肩尖微近後骨縫中小舉臂取之

當骨解陷中灸五壯予目覩灸數人皆愈矣灸畢項大痛良久乃定永不發予親病齒痛百方治之皆不驗用此法遂差同上

脚氣灸風市

蔡元長知開封正據案治事忽覺如有虫自足心行至腰間卽墜筆暈絶久之方甦掾屬云此病非俞山人不能療趣使呼之俞曰是真脚氣也法當灸風市爲灸一壯蔡晏然復常明日疾如初再呼俞曰欲除病根非千艾不可從其言

灸五百壯自此遂愈仲兄文安公守姑蘇以鑾輿巡幸虛府舍暫徙吳縣縣治卑濕旋感足痺痛攣不堪忍服藥弗效乃用所聞灼風市肩髃曲池三穴終身不復作僧普清苦此二十年每發率兩月用此灸二十一壯即時痛止其他嘗此力者不一而足夷堅志

灸腳轉筋

岐伯灸法療腳轉筋時發不可忍者灸腳踝上一壯內筋急灸內外筋急灸外

三里頻灸

若要安三里莫要乾患風疾人宜灸三里者五臟六腑之溝渠也常欲宣通即無風疾

灸頭臂脚不宜多

如灸頭上穴灸多令人失精神臂脚穴灸多令人血脉枯竭四肢細而無力既復失精神又加於細即令人短壽

灸痔疾

唐峽州王及郎中充西路安撫司判官乘騾入

駱谷及宿有痔疾因此大作其狀如胡瓜貫於腸頭熱如煻煨火至驛僵仆主驛吏言此病某曾患來須灸即差用柳枝濃煎湯先洗痔便以艾灸其上連灸三五壯忽覺一道熱氣入腸中因大轉瀉先血後穢一時至痛楚瀉後遂失胡瓜登騾而馳本事方

灸蛇毒

朝野僉載記毒蛇所傷用艾灸當齧處灸之引去毒氣即差其餘惡虫所螫馬汗入瘡用之亦

效

灸難産

張文仲灸婦人橫産先手出諸般符藥不捷灸婦人右脚小指頭尖頭三壯炷如小麥大下火立産

灸臍風

樞密孫公抃生數日患臍風已不救家人乃盛以盤合將送諸江道遇老嫗曰兒可活即與俱歸以艾炷臍下遂活青箱記

不宜灸

凡婦人懷孕不論月數及生產後未滿百日不宜灸之若絶子灸臍下二寸三分間動脉中三壯女子石門不灸出千金方

因灸滿面黑氣

有人因灸三里而滿面黑氣醫皆以謂腎氣浮面危候也有人云腎經有濕氣上蒸於心心火得濕成煙氣形於面面屬心故心腎之氣常相通如坎之外體即離離之外體即坎心腎未常

相離也耳屬水其中虛則有離之象目屬火其中滿則有坎之象抑可見矣以去濕藥治之如五苓散防己黃著之類皆可用醫餘

神醫

太醫集業

國家以文武醫入官葢爲養民設未有不自學古而得之者學古之道雖別而同爲儒必讀五經三史諸子百家方稱學者醫者之經素問靈樞是也史書即諸家本草是也諸子難經甲乙

中藏太素是也百家兒遺龍樹金鏃刺要銅人
明堂幼幼新書産科保慶等是也儒者不讀五
經何以明道德性命仁義禮樂醫不讀靈素何
以知陰陽運變德化政令儒不讀諸史何以知
人材賢否得失興亡醫不讀本草何以知名德
性味養生延年儒不讀諸子何以知崇政衞教
學識醇疵醫不讀難素何以知神聖工巧妙理
奥義儒不讀百家何以知律曆制度休咎吉凶
醫不讀雜科何以知脉穴骨空奇病異證然雖

如是猶未爲博況經史之外又有文海類集如漢之班馬唐之韓柳及我 大宋文物最盛難以槩擧醫文漢有張仲景華陀唐有孫思邈王冰等動輙千百卷其如 本朝太平聖惠乘閑集效神巧萬全備見崇文名醫別錄三因方

趙簡子

扁鵲傳趙簡子病五日不知人大夫皆懼於是召扁鵲入視之曰血脉滯也而何怪昔秦穆公常七日如此而寤寤而告公孫子輿曰我夢之

帝所甚樂帝告我晉國將亂五世不安其後將霸未老而死霸者之子且令而國男女無別後獻公之亂文公之霸而襄公敗秦師於殽而歸縱淫今主君之病與之同不出三日疾必間間必有言矣居二日半簡子寤史記

神醫

陳昭遇者嶺南人善醫隨劉鋹歸朝後爲翰林醫官所治疾多愈世以爲神醫絕不讀書詰其所習不能答嘗語所親曰我初來都下持藥囊

抵軍壘中日閱數百人其風勞冷氣之候皆默識之然後視其長幼虛實按古方用湯劑鮮不愈者實未嘗尋脉訣也莊周所謂懸解董遇以爲讀書百遍義自見豈是之謂歟皇朝類苑

尸蹷

號太子死扁鵲曰太子病所謂尸蹷者也夫以陽入陰中動胃繵緣中經維絡別下於三焦膀胱是以陽脉下遂陰脉上爭會氣閉而不通陰上而陽內行下內鼓而不起上外絕而不爲使

上有絶陽之絡下有破陰之紐破陰絶陽之色巳廢脉亂故形靜如死狀太子未死也夫以陽入陰支蘭臟者生以陰入陽支蘭臟者死凡此數事皆五臟蹷中之時暴作也良工取之拙者疑殆扁鵲乃使弟子子陽厲鍼砥石以取外三陽五會有間太子蘇乃使子豹爲五分之熨以八鍼之劑和煮之以更熨兩脅下太子起坐更適陰陽但服湯二旬而復故故天下盡以扁鵲爲能生死人扁鵲曰越人非能生死人也此自

當生者越人能使之起爾史記

死胎

李將軍妻病甚呼華佗視脉曰傷娠而胎不去將軍言聞實傷娠胎已去矣佗曰按脉胎未去也將軍以爲不然佗舍去婦稍小差百餘日復動更呼佗佗曰此脉故事有胎前當生兩兒一兒先出血出甚多後兒不及生母不自覺旁人亦不寤不復迎遂不得生胎死血脉不復歸必燥着母脊故使多脊痛今當與湯幷鍼一處此

死胎必出湯鍼既加歸痛急如欲生者佗曰此死胎久枯不能自出宜使人探之果得一死男手足完具黑長可尺所佗之絶技凡此類也三國魏志

郝翁精於醫

郝翁者名允博陵人少代其兄長征河朔不堪其役遁去月夜行山間儯甚憩一樹下忽有大羽禽飛止其上熟視之一黄衣道士也允拜手乞憐道士曰汝郝允乎因授以醫術晚遷鄭圃

世以神醫名之遠近之人賴以活者四十餘年非病者能盡活之也蓋其術精良可信不幸而不可治必先語之雖死亦無恨於脉非獨知巳病能前知未病與死近者頃刻遠者累年至其日時皆無失歲常候測天地六元五運考四方之病前以告人亦無失皇祐中翁死張峋子堅誌其墓云夏英公病泄太醫皆爲中虛翁曰風客於胃則泄殆藁本湯證也英公駭曰吾服金石等藥無數泄不止其敢飲藁本乎翁強進之

泄止 邵氏聞見錄

褚澄善醫

南史曰褚澄善醫術建元中爲吳郡太守百姓李道念以公事到郡澄見謂汝有重病荅曰舊有冷病至今五年衆醫不差澄爲診謂曰汝病非冷非熱當是食白瀹雞子過多所致令取蒜一升煑服仍吐一物如升涎裹之動開看是雞雛羽翅爪距具足能行走澄曰此未盡更服所餘藥又吐得如向者雞十三頭而病都差當時

稱妙

唐與正治疾

唐與正少年得脉法於臨安醫者黃澤繼又得藥法於太學生夏德懋所召紫霞仙遇人有奇疾多以意治其姪女年數歲得風痒疾先發於臆迤邐延上赤腫痛痒醫以上膈風熱治之不效唐診之曰是肝肺風熱盛極耳以升麻羌活荆芥鼠粘子赤芍藥淡竹葉桔梗乾葛八物治之自下漸退而腫聚於頂其高數寸雖飲食寢

處無妨而疾未去也唐母吳夫人曰此女乳母好飲熱酒至幷歠其糟疾殆因是歟唐方悟所以至頂不消之由思之唯乾葛消酒且能療火毒乃於先方加葛三倍使服之二日腫盡失去

從舅吳巡檢病不得前溲卧則微通立則不能消滴醫遍用通小腸藥窮技巧弗驗唐因其姪孫大用來問吳常日服何藥曰叔祖常服黑錫丹問何人結砂曰自爲之唐灑然悟曰是必結砂時鈆不死硫黃飛去鈆砂入膀胱卧則偏重

猶可溲立則正塞水道以故不能通令取金液丹三百粒分爲十服煎瞿麥湯下之膀胱得疏黃積鉛成灰從水道下猶累累如細砂病遂愈葛之消酒硫黃之化鉛皆載經方苟不知病源而以古方從事未見其可也夷堅志

以醫知名

成州團練使張鋭字子剛以醫知名居于鄭州政和中蔡魯公之孫婦有娠及期而病國醫皆以爲陽證傷寒懼胎之墮不敢投涼劑魯公密

邀銳視之銳曰兒處胎十月將生矣何藥之能
敗即以常法與藥且使倍服之半日而兒生病
亦失去明日婦大泄而喉閉不入食衆醫復指
言其疵且曰二疾如冰炭又產蓐甫近雖扁鵲
復生無活理也銳曰無庸憂將使即日愈乃入
室取藥數十粒使吞之咽喉即通下泄亦止逮
滿月魯公開宴自諸子諸孫及女婦甥壻合六
十人請銳爲客公親酌酒爲壽曰君之術通神
吾不敢知敢問一藥而治二疾何也銳曰此於

經無所載特以意處之向者所用乃附子理中丸裹以紫雪爾方喉閉不通非至寒藥不爲用既已下咽則消釋無餘其得至腹中者附子力也故一服而兩疾愈公大加嘆異盡歛席上金匕著遺之刑部尚書慕容彥逢爲起居舍人母夫人病亦召銳於鄭至則死矣時方六月暑將就木銳欲入視彥逢不忍意其欲求錢乃曰道路之費當悉奉償實不煩入銳曰傷寒法有死一晝夜復生者何惜一視之彥逢不得已自延

入悲哭不止銳揭面帛注視呼仵匠語之曰若
嘗見夏月死者面色赤乎曰無然則汗不出而
蹷爾不死也幸無亟斂趨出取藥以水二升
煮其半灌病者戒曰善守之至夜半大瀉則活
矣銳舍於外館至夜半時守病者覺有聲勃勃
然遺屎已滿席出穢惡物斗餘一家盡喜遽敲
門呼銳銳應曰吾今日體困不能起然亦不必
起明日方可進藥也天且明出門若將便旋然
徑命駕歸鄭彥逢詰其室但留平胃散一貼而

巳其母服之數日良愈蓋鋭以彥逢有求錢之疑故不告而去紹興中流落入蜀王秬叔堅問之曰公之術古所謂十全者幾是歟曰未也僅能七八耳吾長子病診脉察色皆爲熱極命煑承氣湯欲飲之將飲復疑至于再三將遂飲如有掣吾肘者姑持盃以待兒忽發顫悸覆綿衾至四五始稍定汗下如洗明日而脫然使吾藥入口則死矣安得爲造妙世之庸醫學方書未知萬一自以爲足吁可懼哉夷堅志

耳聞風雨聲

孫兆殿丞治平中間有顯官權府尹忘其名氏一日坐堂決事人吏環立尹耳或聞風雨鼓角聲顧左右曰此何州郡也吏對以天府尹曰若然吾乃病耳遽召孫公往焉公診之乃留藥治之翌日尹如故尹召孫問曰吾所服藥切類四物飲孫曰是也尹曰始慮爲太患服此藥立愈其故何也孫曰心脉太盛腎脉不能歸耳以藥凉心經則腎脉復歸乃無恙孫之醫出於衆人

皆如是衆人難之孫則易之衆人易之孫則難之眞世之良醫也（青箱集）

非孕

潘璟字温叟名醫也虞部員外郎張咸之妻孕五歲南陵尉富昌齡妻孕二歲團練使劉彝孫妾孕十有四月皆未育温叟視之曰疾也凡醫妄以爲有娠爾於是作大劑飲之虞部妻墮肉塊百餘有眉目狀昌齡妻夢二童子色漆黑倉卒怖悸疾走而去彝孫妾墮大蛇猶蜿蜒不死

三婦人皆無恙屯田郎中張諲妻年四十餘而天癸不至溫叟察其脉曰明年血潰迺死旣而果然又貴江令王霽夜夢與婦人謳歌飲酒晝不能食如是三歲溫叟治之疾益平則婦人色益沮飲酒易怠而謳歌不樂久之遂無所見溫叟曰疾雖衰然未愈也如夢男子青巾而白衣者則愈矣後果夢則能食夷堅志

徙癰

南史曰薛伯宗善徙癰公孫泰患發背伯宗爲

氣封之徙置齋前柳樹上明日而癰消樹邊便起一瘤如拳大稍稍長二十餘日瘤大膿爛出黄赤汁升餘樹爲之瘁損太平御覽

劉從周妙醫

韶州曲江人劉從周妙於醫術有自得之見著書十篇大抵與世俗異其論痢疾云常人以白痢爲冷證赤痢爲熱證故所用藥如冰炭其實不然但手足和煖則爲熱當煎粟米湯調五苓散繼服感應丸二十粒卽愈手足厥冷則爲寒

當服巳寒丸之類凡治痢當以此別之初不問赤白也如感夏發熱有傷寒冒暑二證若熱有進退則爲冒暑一向熱不止則爲傷寒當以此別之

接麥中蠱

有人家女病腫以榜召醫皆不能識馬嗣明問病由云曾以手接麥穗即有一赤物長二尺許似蛇入其手指中因驚倒即覺手臂疼腫月餘漸及半身肢節俱腫痛不可忍嗣明處方治之

皆愈 劉敬叔 異苑

華佗醫疾

華佗沛國譙人通養性之術年且百歲而猶有壯容時人以爲仙精於方藥處劑不過數種心識分銖不假稱量鍼灸不過數處若疾發結於内鍼藥所不能及者乃令先以酒服麻沸散既醉無所覺因刳破腹背抽割積聚若在腸胃則斷截湔洗去疾穢而縫合付以神膏四五日瘡愈一月之間皆平復

破腹取病

華佗傳一士大夫不快佗曰君病深當破腹取然君壽亦不過十年病不能殺君忍病十歲壽俱當盡不足故自刳裂士大夫不耐痛癢必欲除之佗遂下手所患尋瘥十年竟死魏志並

扁鵲見齊桓侯

扁鵲過齊初見齊桓侯曰君有疾公不應後又見之曰君有病乃可治之公曰卿欲治無病之人以求其功後又見公越人便走數日病發召

越人越人曰初見君病在皮膚鍼灸所及再見君病在血脉湯藥所及今見君病入骨髓司命亦無柰何後數日桓侯乃薨

文摯

文摯齊人也齊威王病發使召文摯摯至謂太子曰王病怒即愈王若即殺臣柰何太子曰無慮吾當救之文摯於是不時來見王及來不脫履而登床王大怒使左右持下將烹之后及太子扣頭請救王怒遂解赦摯因此病愈六國時

人並史記

董奉

董奉侯官人也時交州刺史杜燮中毒藥而死奉以太一散和水沃燮口中須臾乃蘇燮自說初死時有一車門直入一處內燮於土窟中以土塞之俄頃聞太一使至追杜燮遂開土窟燮得出

華佗

華佗字元化善養生之術廣陵太守陳登患胃

煩滿面赤不食使人請佗佗曰府君胃中有虫欲成蓋腥物之所爲乃作湯令登服之遂吐三升許虫虫頭皆赤半身猶是生膾佗曰此病必更再發苦值良醫乃可救之後果發佗時不在病發遂卒

臟氣巳絶

縣吏尹世苦四肢煩口中乾不欲聞人聲小便不利佗曰試作熱食得汗則愈不汗後三日死即作熱食而不汗出佗曰臟氣巳絶於内當啼

哭而絶果如佗言並魏志

病有六不治

驕恣不論於理一不治輕身重財二不治衣食不能適三不治陰陽幷臟氣不定四不治形羸不能服藥五不治信巫不信醫六不治有一於此則重治難也千金方引史記

隨俗爲醫

扁鵲名聞天下過邯鄲聞貴婦人則爲帶下醫過雒陽聞周人愛老人卽爲耳目痺醫來入咸

陽聞秦人愛小兒卽爲小兒醫隨爲變

扁鵲兄弟三人

鶡冠子云扁鵲兄弟三人並醫魏文侯問孰最扁鵲曰長兄神視故名不出家仲兄神毫毛故名不出閭臣鍼人血脉投人毒藥故名聞諸侯

豎傷脾

濟北王召淳于意診脉諸女子侍者至女子豎豎無病意告永巷長曰豎傷脾不可勞法當春嘔血死王曰得毋有病乎意對曰豎病重在死

法中王召視之其顔色不變以爲不然春豎奉劒從王之厠王去豎後令人召之即仆於厠嘔血死病得之流汗流汗者同法病内重毛髮而色澤脉不衰此亦關内之病也並史記

病狂

蘄水縣高醫龐安時治病無不愈其處方用意幾於古人自言心解初不從人授也蘄有富家子竊出游值鄰人有鬬者排動屋壁富人子大驚懼疾走惶惑突入市市方陳刑尸富人子走

仆尸上因大驚到家發狂性理遂錯醫巫百方不能已麗爲劑藥求得絞囚繩燒爲灰以調藥一劑而愈麗得他人藥嘗之入口即知其何物及其多少不差也張右史明道雜志

肝氣暫舒

四明僧奉真良醫也天章閣待制許元爲江淮發運使奏課于京師方欲入對而其子病亟瞑而不食惙惙欲逾宿矣使奉真視之曰脾已絶不可治死在明日元曰觀其疾勢固知其不可

救今方有事須陛對能延數日之期否奉眞曰如此自可諸臟皆已衰唯肝臟獨過脾爲肝所勝其氣先絶一臟絶則死若急瀉肝氣令肝氣衰則脾少緩可延三日過此無術也乃投藥至晩乃能張目精稍復啜粥明日漸蘇而能食元甚喜奉眞笑曰此不足喜肝氣暫舒爾無能爲世後三日果卒筆談

醫說卷第二

醫說卷第三

神方

夢獲神方

虞雍公幷甫紹興二十八年自渠州守召至行在憇北郭外接待院因道中冒暑得泄痢疾連月重九日夢至一處類神僊居一人被服如僊官延之坐視壁間有韻語藥方一紙讀之數遍其詞曰暑毒在脾濕氣連脚不濕則痢不痢則瘧獨煉雄黃蒸餅和藥甘草作湯服之安樂別

作治療醫家大錯夢回尚能記即錄之益治暑泄方也如方服遂愈夷堅志

夢藥愈眼疾

饒州民郭端友精意事佛紹興乙亥之冬募衆紙筆緣自出力以清旦靜念書華嚴經期滿六部乃止癸未之夏五部將終忽兩目失光翳膜障蔽巫醫鍼刮皆無功自念唯佛力可救次年四月晦誓心一日三時禮佛觀音願於夢中賜藥或方書至五月六日夢皂衣人告曰汝要眼

明用獺掌散熊膽丸則可明日遣詣市藥但得獺掌散點之不效後於道藏獲觀音治眼熊膽丸方舉室驚喜即依方市藥旬日乃成服之二十餘日藥盡眼明至是年十月平復如初即日接書前帙感靈應特異增爲十部乃止今眫子瞭然外人病目疾者服其藥多愈藥用十七品南熊膽一分爲主黃連蜜蒙花羗活各一兩半防巳二兩半草龍膽蛇蛻地骨皮大木賊仙靈脾皆一兩瞿麥旋復花甘菊花皆半兩蕤仁二

錢半麒麟竭一錢蔓菁子一合同爲細末以羯羊肝一具煮其半焙乾雜於藥中取其半生者去膜爛研入上件藥杵而丸之桐子大飯後米飲下三十丸諸藥修治無別法唯木賊去節麩仁用肉蔓菁水淘蛇蛻炙云夷堅志

觀音治痢

李景純傳有一婦人久患痢將死夢中觀音菩薩授此方服之遂愈用木香一味細末米飲調服本草

人參胡桃湯

洪輯居溧陽縣西寺事觀音甚敬幼子佛護病痰喘醫不能治凡五晝夜不乳食證危甚又呼醫杜生診視之曰三歲兒抱病如此雖扁鵲復生無如之何爾輯但憂泣辦凶具而其母以嘗失孫愁悴尤切輯益窘懼投哀請禱于觀音至中夜妻夢一婦人自後門入告曰何不服人參胡桃湯覺而語輯輯灑然悟曰是兒必活此葢大士垂教爾急取新羅人參寸許胡桃肉一枚

不暇剥治煎爲湯灌兒一蜆殼許喘即定再進遂得睡明日以湯剥去胡桃皮取淨肉入藥與服喘復作乃只如昨夕法治之信宿有瘳此藥不載於方書葢人參定喘而帶皮胡桃則斂肺也予以淳熙丁未四月有痰疾之撓因晚對上宣諭使以胡桃肉三顆生薑三片臨臥時服之畢即飲湯三兩呷又再嚼桃薑如前數且飲湯勿行動即就枕既還玉堂如恩揩敬服旦而嗽止痰不復作輯之事亦類此云已志

懸癰

穀道外腎之間所生癰毒名爲懸癰醫書所不載世亦罕有知者初發唯覺甚癢狀如松子大漸如蓮實四十餘日後始赤腫如胡桃遂破若破則大小便皆自此去不可治矣其藥用橫紋大甘草一兩截長三寸許取山澗東流水一大盌井水河水不可用以甘草蘸水文武火慢煮不可性急須用三時久水盡爲度劈視草中潤然後爲透却以無灰酒兩椀煮俟至一半作一

服溫服之初未便效驗二十日始消未破者不破可保安平雖再進無害與化守姚康朝正苦此癰衆醫拱手兩服而愈

神授乳香飲

吳大昔以涯補葺善神後因結屋墜梯折傷腰勢殊亟夢神來云汝昔嘗救我我不敢忘授以乳香飲其方用酒浸虎骨敗龜黃蓍牛膝萆薢續斷乳香七品覺而能記卽喚子買藥敬服之一旬愈已志

夢張王藥愈癰

時康祖爲廣德宰事張王甚敬舉家不食猪後授溫倅下體抱疾小愈左乳復生癰繼又胷臆間結核其大如拳堅如石荏苒半歲百藥皆不能施巳而牽掣臂腋徹于肩痛楚特甚亟禱王祠下夢聞語曰若要安但用薑自然汁製香附服之可也夢覺呼其子檢本草視之二物治證相符訪醫者張棣亦云有理遂用香附去毛薑汁浸一宿爲末二錢米飲調才數服瘡膿流出

腫硬漸消自是獲愈庚志

救疫神方

靖康二年春京師疫氣大作有異人書一方於齋舍凡因疫發腫者服之無不效其方黑豆二合炒令香熟甘草二寸炙黄以水二盞煎其半時時呷之同上

治吐血

秀州進士陸迎忽得疾吐血不止氣蹷驚顫狂躁跳躍雙目直視至深夜欲拔戶而出如是兩

夕諸醫遍用古方及草澤单方拯療不瘳舉家哀訢所事觀音夢授一方但服一料當永除根本用益智一兩生珠二錢青皮半兩麝一錢碾細末燈心湯調陸覺取筆記之明日治藥病隨手而愈同上

呂真人治目疾

江陵傅氏家貧鬻紙爲業性喜雲水見必邀迎小閣塑呂僊翁像朝暮焚香敬事甚謹雖妻子不許輙至一日有客方巾布袍入共語曰適有

百金邀傳飲傳目昬多淚客教用生熟地黃切焙椒去目及閉口者微炒三物等爲末蜜丸桐子大五十丸鹽米飲空心下傳如方治藥不一月目明夜能視物享年八九十耳目聰明精力如少年年志

驚風妙藥

趙周氏之子三歲忽驚風掣瘲體如反張弓不納乳食四肢青冷衆醫莫能措手族弟善信來云邑主簿李賡藏一方療此證如神急求併力

治藥才合就便以擦兒齒少頃作嘰咳聲手梢轉動自夜至旦灌兩餅從此平復趙焚香設誓將終其身以施人名蝎稍餅子用赤足全蜈蚣一條蝎梢乳香白花蛇肉朱砂天南星白殭蠶各半兩麝香三錢凡八味砂乳麝別研蛇酒浸去皮骨取淨南星煨熟蠶生用與蜈蝎五者爲末別研三者和均酒糊丸捏作餅徑四分煎人參或薄荷或金銀花湯磨化一粒周歲以下者半之全活小兒不可計庚志

治内障羊肝丸

治目方用黄連者多矣而羊肝丸尤奇特異用黄連末一兩白羊子肝一具去膜同於砂盆内研令極細衆手爲丸梧桐子大每服以溫水下三十丸連作五劑但是諸目疾及翳障青盲皆治忌猪肉冷水唐崔承元者因官治一死囚出活之囚後數年以病目致死一旦崔爲内障所苦喪明逾年後半夜嘆息獨坐忽聞堦除悉窣之聲崔問爲誰徐曰是昔蒙活囚今故報恩至

此遂以此方告言訖而没崔依此合服不數月眼復明本事方

神精丹

許叔微家一婦人夢二蒼頭一在前一在後手中持一物前者云到也未後者應云到也擊一下爆然有聲遂魘覺後心一點痛不可忍昏悶移時叔微所合神精丹有此證即取三粒令餌之過數刻痛止神醒其方出千金中殆晉景公夢二豎之比也同上

寒嗽

晉之姪事觀音甚謹適苦嗽踰月夜夢老僧呼謂之曰汝嗽只是感寒吾有方授汝但用生薑一物切作薄片焙乾爲末糯米糊丸芥子大空心米飲下三十丸覺如其言數服而愈癸志

丁公藤愈風

南史解叔謙鴈門人母有疾夜於庭中稽顙祈告聞空中云得丁公藤治即差訪醫及本草皆無至宜都山中見一翁伐木云是丁公藤療風

乃拜泣求得之及漬酒法受畢失翁所在母疾遂愈本草

豨薟丸

江陵府節度使進豨薟丸方臣有弟訮年三十一中風床枕五年百醫不差有道人鍾針者因覩此患可餌豨薟丸必愈其藥多生沃壤五月間收洗去土摘其葉及枝頭九蒸九曝不必太燥但取蒸爲度杵爲末煉蜜丸梧子大空心溫酒米飲下二三十丸所患忽加不得憂至四十

服必復如故五十服當丁壯奉宣付醫院詳錄又知益州張詠進表云臣因換龍興觀掘得一碑內說修養氣術并藥二件依方差人訪問採覔其草頗有異金稜銀線素根紫荄對節而生蜀號火杴莖葉頗同蒼耳誰知至賤之中乃有殊常之效臣自喫至百服眼目精明即至千服鬚髮烏黑筋力輕健效驗多端臣本州有都押衙羅守一曾因中風墜馬失音不語臣與十服其病立痊又和尚智嚴年七十患偏風口眼喎

斜時時吐涎臣與十服亦便瘥今合一百劑差
職員史元奏進同上

一服飲

福唐梁緄心脾疼痛數年之間不能得愈服藥
無効或教供事穢跡神且持誦呪語久之夢中
告曰與汝良藥名爲一服飲可取高良薑香附
子等分如本條修製細末二錢七温陳米飲下
空心服爲佳不煩再服已而果驗後嘗以濟人
皆効類編百一選方云二味須各炒然後合若同炒即不効

診法

診法

診法常以平旦陰氣未動陽氣未散飲食未進經脉未盛絡脉調均氣血未亂故乃可診有過之脉切脉動静而視精明察五色觀五臟有餘不足六腑強弱形之盛衰以此參决死生之分千金方。

動脉

十二經皆有動脉獨取寸口以决五臟六腑死

生吉凶之法寸口者脉之大會手太陰之動脉也人一呼脉行三寸一吸脉行三寸呼吸定息脉行六寸人一日一夜凡一萬三千五百息脉行五十度周於身漏水下百刻榮衛行陰陽各二十五度爲一周也故五十度復會於手太陰太陰者寸口也即五臟六腑之終始千金方

脉形氣逆順

孫尚藥曰凡診脉先視人之長短肥瘦形氣相得者不病形氣不相得者病形氣損者危形氣

反者死形氣既反脉又加之懸絕者形氣俱病見者立死故人長脉亦長人短脉亦短人肥脉亦厚人瘦脉亦急此形氣之相得也然人賴五行以生而常爲八邪所攻若非次有誤中他邪得病亦易爲治療謂形氣相得也形氣不相得而反者謂人長脉短之類若得病必難拯治此是人之氣候無病者不久當病病者危危者死矣切須畏忌撙節和氣養神勿更恣意不慎轉耗天真深思深思 雞峯方

四時之脉

凡脉順四時者謂春弦夏洪秋毛冬石中有和氣軟滑而長乃是不病之人得病即易爲治療蓋從和氣而生也用法萬全如氣反脉逆形氣相失名曰不可治是形盛氣虚形虚氣盛故不可治也凡人形氣俱虚安穀者過期而死不安穀者不過期而死安穀謂飲食尚進期是八節之氣候也雞峯方

肥瘦虚實

診脉治病必先度人之肥瘦以調氣之虚實虚則補之實則泄之若形瘦脉大胷中多氣者必死是形氣俱不足而脉反有餘故死也故人形盛脉細少氣不足者危危者近於死也猶有可治之理以氣不足而形盛故也其形氣相得者生是人形氣肥瘦長短氣候相得故生也參五不調者病謂脉氣交亂而不調故病也上下寸關尺三部脉如參春者病甚也三部脉左右手十至不可數者死是一呼一吸脉來往十至巳

上無生氣也故死矣雞峯方

形氣相得相反

大凡診脉先定四時之脉便取太過不及虚實冷熱寒温至數損益陰陽衰盛五行生尅臟腑所屬看之以爲大法然後取其人形神長短肥瘦氣候虚實盛衰性氣高下布衣血食老弱强弱但順形神四時五氣氣候無過者生之本其形氣與五行反者危病若過盛而形氣反逆脉有懸絶者死不治矣雞峯普濟方

善别脉

郭玉廣漢人也後漢章帝時爲侍郎爲人善别脉知人生死帝令童男衣女子之衣詐云其病使玉診脉玉曰此女誰言病據脉狀陽盛陰弱臣謂非女帝善之遷五官中郎將

寵安常脉法

察脉之要莫急於人迎寸口是二脉相應如兩引繩陰陽均則繩之大小等凡平人之脉人迎大於春夏寸口大於秋冬何謂人迎喉旁取之

内經所謂别於陽者也越人不盡取諸穴之脉但取手太陰之行度魚際后一寸九分以配陰陽之數而得關格之脉然不先求喉手引繩之義則昧尺寸陰陽關格之所起寸四倍於尺則上魚而爲溢故言溢者寸倍尺極矣溢之脉一名關一名内格一名陰乘之脉曰外關者自關以上外脉也陰拒陽而出故曰外格陰生於寸動於尺今自關以上溢於魚際而關以后脉伏行是爲陰壯乘陽而陽竭陽竭則死脉有是者

死矣此所謂寸口四倍於人迎爲關陰之脉者也關以后脉當一寸而沉過者謂尺中倍於寸口至三倍則入尺而爲覆故言覆者尺倍寸極矣覆之脉一名曰内關一名曰外格一名曰乗陽之脉内關者關以下内脉也外格者陽拒陰而内入也陽生於尺動於寸令自關以下覆入尺澤而關以前脉伏行則爲陽亢乗陰而陰竭亦死脉有是者死矣此所謂人迎四倍於寸口爲格陽之脉也經曰人迎於寸口皆盛過四倍

則爲關格關格之脉羸不能極天地之精氣而死所謂關格者覆溢是也雖然獨覆獨溢則補瀉以生之尺部一盛瀉足少陽補足厥陰二盛瀉足太陰補足少陰三盛瀉足陽明補足太陰皆二瀉而一補之四盛則三陽極導之以斜當盡取少陽太陰陽明之穴脉靜者取三陽於足脉數者取於手瀉陽二當補於陰一至寸而反之脉有九候者寓浮中沉於寸關尺也且越人不取十二經穴者直以二經配合於手太陰行

度自尺至寸九分之位復分三部部中有[illegible]浮中沉以配天地人也又曰中風木傷寒金溫水熱火溫病起於濕濕則土病土病而諸臟受害其本生於金木水火四臟之變也陽浮陰濡爲風溫陽數陰實爲溫毒陽濡陰急爲濕溫陰陽俱盛爲溫瘧其治之也風濕取足厥陰木手少陰火溫毒專取少陽火傷寒取手太陰金手少陰火濕溫取足少陰水鄉人皆爲我能與傷寒語我察傷寒與四溫變辯其疑似而不可亂也

故定陰陽於喉手配覆溢於尺寸寓九候於浮沉分四温於傷寒此皆扁鵲畧開其端而余參以内經諸書考究而得其說審而用之順而治之病不得逃焉張右史集

太素之妙

予伯祖張諱寧宗廟諱字子充歙人也家舊以財雄鄉里族人有以醫名者因習意焉長聞蘄水道人龐君安常以醫聞淮甸徑從之遊一日丐者扣門自言爲風寒所苦龐君令以藥濟之丐者

問當用何湯使龐君見其手執敗扇指以此煎湯調所服之藥公初不省其意乃曰豈非本草所謂敗扇能出汗者乎龐曰然公辭歸嘆曰龐君用藥則善矣聞川有王朴先生者其察脉非特知人之病而太素之妙能測人之死生禍福見於未著之前服膺幾年盡得其妙乃辭而歸先是宣之南陵有富者惟一子而家累萬計適中寒疾以爲不可救則氣息僅存以爲可療則逸不知人召公治之公笑曰正有此藥然此病

後三日當蘇蘇必欲飲水則以此藥與之服畢
當酣寢切勿驚動醒則汗解而安矣富者如其
言其子之疾果愈南陵宰其妻亦苦寒疾醫者
環視無所措手公探囊中得藥服之疾起矣如
其言而亦安祈門宰陳君孺聞公之名召之是
時縣學士子餘三十人聞公太素之妙丞相汪
公廷俊預學職陳請遍診生員公診至丞相則
曰南人得北脉後官當相國然登第後必自北
方起時丞相欲往京師家貧公力贊其行至京

師邈未有遇因言于公曰恐誤所許之術公曰安之當達矣未踰年果登第授北京大名簿徊環北京而梁公子美辟之遷至大中大夫後至宣政末力贊太上皇入繼大寶而正位槐鼎皆自北方起也丞相范公堯夫當徽廟即位之初朝廷以其舊德元勲將虛左召之而丞相嬰疾召公診視問曰某此去壽幾何公曰丞相脉不出半年丞相曰使某得至京師皆先生力也公曰如此則可丞相遂同公朝京師朝廷方欲大

用范公力辭授以醴泉觀使奏公以假承務郎丞相後果以不起聞矣公出京至宋尚書蹇公序辰知應天府召公察脉公白尚書無官脉旦夕必有失俄被旨放歸田里未踰半年復召公察脉問曰某復如何公曰今日之脉與前不同當得郡矣不踰時而知杭州蔡元度樞密吳國夫人王荊公女也有疾召公而愈嘆曰天下醫工未有妙如張承務者黃君謨誥授淮西提刑過當塗遇之公察脉而言曰大夫食祿不在淮

西相次還朝矣然非今日宰相所謂宰相者猶未起起則有召命不滿歲當三遷又曰大夫不病而細君病良可憂九月矣後朝廷召蔡公京用之而黃君階此而進一歲之内皆如公言作序送公曰余自崇寧年中授淮西提刑待次南歸過當塗遇故人張子充爲予切脉而言曰大夫食祿不在淮西相次還朝矣然非今日宰相所謂宰相者猶未起起則有召命不滿歲當三遷又曰大夫不病而細君病良可憂九月今丞

相蔡公當國被旨除戶部郎中八月遷吏部九月長壽縣君劉氏卒十二月遷左司此數者與子充之言若合符節夫察人之脉知其病不病可治不可治故有之矣察夫之脉而知婦死生者間或有之至於察㢘官之脉而知當朝宰相之出入未之見也自非術數窮天地智識窺造化其孰能與於此哉三年六月爲之賦詩因序其畧黃山樓掛斗牛星三十六峯森翠屏溫泉一派瀉東溟下有丹砂連赤城軒轅黃帝招廣

成採山飲水學長生夜半常談内外經飄風驟
雨迅雷霆獨騎龍去遊天庭至今山水默通靈
張君盡得其精英温潤如玉清如冰放指測人
無遁形三尸九蟲潛震驚富貴貧賤及死生自
量多少提重輕無嫌黑白太分明片言隻字皆
至誠當時將相及公卿邀至在門倒屣迎其言
柬嫚色驕矜馬須欲往人不行惠然訪我來嵩
扃且謂連珠脉已形口不可傳心可銘一飲三
蚪如建瓴老夫先醉君獨醒短歌不足爲先聲

尚有史官書姓名及姑熟李公端叔之儀青山郭公
功甫祥正尚書黃公道夫太尉薛公肇明皆與之遊
先是功甫有子得異疾四肢如削人視其氣息
僅存以命在須臾召公診之公曰無足憂翌日
功甫飯公公曰所召何人功甫即言所召者惟
吾子充一人而已公曰可增一客及期問公何
人可預此席公以郭之病子對功甫曰兒如此
豈能陪燕豆公未應問力請其子同席遽授一
藥酒未再進疾大作涎沫皆出公令視之必有

物在其間果得一魚骨隨出舊疾因頓愈有詩送公云君不見左真人韓伯休聞名不可見今迺逢張侯張侯生新安聲名滿皇州探賾陰陽關壽命推短修何代無異人志妙安可求靈丹輙起死固匪醫之流衣冠乃儒者眉宇僊氣浮願言分一粒洗我千歲憂高飛出塵寰相追汗漫遊而黃公道夫序之則曰張君字子充得脉于異人來遊京師能以疾證占休咎告于省府之官累累皆中或怪其異疑用它術寓言在脉

予曰不然萬物墮五行數中五行之在五臟死生禍福之變動于脉見于面聞于聲乃其深切著明者也又何疑之哉其術方行于京師偶以憂還江上畧書其事以告東南好事者與之共信焉元符已卯正月二十二日歙山黄裳書及紹興間待制曾公開守徽日視事之始因召先祖揮字子發醫乃問曾出外方否對以蚤歲從先兄子充往建康公再三嘆曰子充之術非常術也不知其爲此邪人詢待制公廼薛公子壻

爾當公在都下時鄉邦前輩在國學者無不扣之而殿院胡公汝明求診公曰公當登第然心脉未圓候圓則成矣後往見之許其不出此舉遂中壬辰年之第先是士夫聞公名者皆踵至沓來惟恐其後有授全齊貳車者方其未有所授公診脉謂之曰公脉止有七日及五日有全齊貳車之除乃曰張某妄人耳言我脉止有七日今五日乃有此除深怒之及七日晨起盥嗽遽仆于地子弟視之已不可救亟召公而告其

疾公曰鰕遊脉見前以言之不可療矣其子後
作文擬扁鵲過齊見齊桓之事推美公之先見
如此公歸鄉時承議董正封爲徽守召診其脉
公曰承議今歲必當蔭子董以爲官既未該奏
補亦非郊祀之年族人中亦未有可以奏官及
之者疑之適宛陵幕僚淞檄至徽亦云子充之
言不獨許承議亦許宛陵守矣恐不足信未踰
年而　徽廟登極凡守土之臣並得捧表恩澤
先祖隨侍至建康一日有一婦人扣門求藥伯

祖偶不在舍先祖爲診之既歸則禀伯祖以婦
人六脉所受之患并所與之藥伯祖云如吾弟
所與藥病當退矣此婦人據其脉氣當黳居三
年左乳下必有黑痣或再來當問之適及三日
而婦人果再扣門先祖問其所以果如伯祖之
言及紹興丙寅資政何公鑄謫居新安先祖累
蒙資政招醫後何公有序送之云余自弱冠遊
學金陵已聞張子充以醫名江東士大夫多神
其術以謂其察脉非特知人之疾至於貴賤禍

福期以歲月旬日若神余嘗異之而恨未識其人也後三十年余謫居新安識其弟揮方知子充爲此邦人且聞其事甚詳揮嘗親授指教於子充故其議論有據切脉精審今爲此邦醫師之冠余居徽三年多賴其診治故特書之因以見子充之術果不凡其傳於後者猶如此也惜乎公名盛于崇寧大觀時而享年止四十有九卒於南昌是日也晨起見郡將云某之大事在今日午時後事必當累公郡將曰不至此否公

曰吾診脉血已入心矣使人俟之果如期而卒
張季明自記其伯祖子充事

魚遊蝦戲

太常博士楊日宣病寒郝允診曰君脉首震而尾息尾震而首息在法爲魚遊蝦戲不可治不數日死邵氏見聞錄

傷寒

百病之本

眞誥有言曰常不能慎事上者自致百病之本

而怨咎於神靈乎當風臥濕反責宅人於失覆皆癡人也夫慎事上者謂舉動之事必當慎思若飲食恣情陰陽不節最為百痾之本致使虛損內起風濕外侵所以共成其害如此者豈得關於神明乎惟當勤於藥術療理爾

察病先識其源

欲療病先察其源先候其病機五臟未虛六腑未竭血脉未亂精神未散服藥必活若病已成可得半愈病勢已過命將難全

病之所由

夫病之所由來雖多端而皆關於邪邪者不正之因謂非人身之常理風寒暑濕飢飽勞逸皆各是邪非獨鬼氣疫癘者矣人生氣中如魚在水水濁則魚瘦氣昏則人病邪氣之傷人最爲深重經絡既受此氣傳入臟腑臟腑隨其虛實冷熱結以成病病又相生故流遍遂廣精神者本宅身以爲用身既受邪精神亦亂神既亂矣則鬼神斯入鬼力漸强神守稍弱豈得不致於

死乎古人譬之植楊斯理當矣但病亦别有先從鬼神來者則宜以祈禱祛之雖曰可祛猶因藥療致益者李子豫有赤丸之例是也其藥療無益者是則不可祛晉景公膏肓之例是也大都鬼神之害則多端疾病之源惟一種蓋有輕重者爾三説本草

六經傷寒用藥格法

夫傷寒始自太陽逆傳陽明至於厥陰而止六經既别治法不同太陽屬膀胱非發汗則不愈

必用麻黃者以麻黃生于中牟雪積五尺有麻黃處雪則不聚蓋此藥能通內陽氣却外寒也陽明屬胃非通泄則不愈必用大黃芒消以利之少陽屬膽無出入道柴胡與半夏能利能汗佐以子芩非此不解太陰屬脾中州土也性惡寒濕非乾薑白术不能溫燥少陰屬腎性畏寒燥非附子必不能溫厥陰屬肝藏血養筋非溫平之藥不能潤養此經常之道也後學不知倫類妄意進餌遂致錯亂諸證蜂起夭傷人命可

不究辯且三陽病汗下和解人必知之至太陰脾經温燥不行亦當温利自陽明出如温脾丸用大黄者是也少陰腎經雖用附子復使麻黄則知少陰亦自太陽出厥陰用桂自少陽出明矣及其二陽鬱閉皆當自陽明出故三陰皆有下證如少陰口燥咽乾下利清水太陰腹滿時痛厥陰舌捲腎縮皆當下之學者宜審詳不可率易投也

傷寒有五

傷寒有五有中風有傷寒有濕温有熱病有温病自霜降至春分傷風冷即病者謂之傷寒冬受寒氣春又中風而病者謂之温病至夏病發者名熱病病而多汗者謂之濕温其傷八節虛邪者謂之中風

陽證傷寒

程元章婺源游汀人與妻皆嗜食鼈婢梅香主烹飪每滋味不適口必撻之嘗得一大者長尺方操刀欲屠覩其伸縮頸悸爲之不忍指而與

言我尋常烹製少失必遭杖責罰今放汝不殺亦不過痛打一頓遂解縛置於舍後汙池中池廣二丈水亦未嘗竭程夫婦以鼈肥大且滿意飫餐旣失之怒甚杖婢數十經二年婢患熱疾發狂奔躁不納粥飲體熱昏憒蓋陽證也家人知不可療舁入池上茅亭以待絕命明日天未曉聞有扣宅後門扉者謂爲鬼物叱去之乃言我是梅香病已無事乞令歸家啓關信然問其故對曰半夜後髣髴見一黑物將濕泥草徧罨

我身環繞三四十匝便覺心下開豁四肢清涼全無所苦始知獨在亭子內程氏未以爲然追暮復使往傚昨夕偃臥而密伺察之見巨鼈自池出嚙水藻浮萍遮覆其體程不省所以婢詳道本末云鼈比昔日其大加倍視尾後穿竅尚存於是涸池取得之送諸深溪程追悼前過不復食此鄉人聞者相傳以爲戒邑醫虞和仲時到彼親見其事爲予引霖夢弼言熱證之極悴未可解者汲新井水浸衣裳互熨之爲妙不謂

水族細微亦能如此蓋陰德所招云類編

竹葉石膏湯

袁州天慶觀主首王自正病傷寒旬餘四肢乍冷乍熱頭重氣塞脣寒面青累日不能食勢已甚殆袁唯一醫徐生能調治此疾診之曰脉極虛是爲陰證必服桂枝湯乃可觀宇去城三里徐居在城内留藥而歸未及煮若有語之曰何故不服竹葉石膏湯王回顧不見寮中但有一老道士適入市只小童子在呼問之曰恰何人

到此曰無人自惑焉急遣邀徐醫還正告曰或
教我服此如何徐曰寒燠如氷炭君之疾狀已
危果餌前藥立見委頓它日殺人之謗非吾所
能任也自爲煑桂枝湯一椀曰姑飲之正使不
對病猶未至傷生萬一發躁狂眩旋用師所言
未爲晚方酬荅次復聞耳傍人云何故不肯服
竹葉石膏湯自正益悚俟徐去即買見成藥兩
貼付童使煎又聞所告如初於是斷然曰神明
三告我殆是賜以更生安得不敬聽即盡其半

先時頭不能舉若戴物千斤倏爾輕清唇亦漸暖咽膈通暢無所礙悉服之少頃汗出如洗徑就睡及平旦脫然如常時自正爲人謹飭常茹素與人齋醮盡誠故爲神所祐如此庚志

聖散子之功

聖散子主疾功效非一去年春杭州民病得此藥全活者不可勝數所用中下品藥畧計每千錢即得千服所濟已及千人昔薄拘羅尊者以一訶梨勒施一病比丘故獲報身身常無衆疾

柴胡㕮咀

朱肱吳興人尤深於傷寒在南陽太守盛次仲疾作召肱視之曰小柴胡湯證也請併進三服至晚乃覺滿又視之問所服藥安在取視乃小柴胡散也肱曰古人製㕮咀剉如麻豆大煑清汁飲之名曰湯所以入經絡攻病取快今乃爲散滯在膈上所以胷滿而病自如也因旋製自煑以進兩服遂安夷堅志

寒厥

劉錫鎮襄陽日寵妾病傷寒暴亡衆醫云脉絕不可治或言市上賣藥許道人有奇術可用召之曰是寒厥爾不死也乃請健卒三十人速掘地作坑熾炭數百斤雜薪燒之俟極熱施薦覆坑舁病人卧其上蓋以氊搴少頃氣騰上如蒸炊遍體流汗衣被透濕已而頓蘇始取藥數種調治即日愈同上

風濕不可汗下

論風濕不可汗下春夏之交人病如傷寒其人

汗自出肢體重痛轉仄難小便不利此名風濕非傷寒也陰雨之後卑濕或引飲過多多有此證但多服五苓散小便通利濕去則愈切忌轉瀉發汗小悞必不可救初虞世云醫者不識作傷風治之發汗下之必死已未年京師大疫死正爲此予自得其說救人甚多壬辰年予守官洪州一同官妻有此證因勸其速服五苓散不信醫投發汗藥一夕而斃不可不謹也大抵五苓散能導水去濕耳胷中有停飲及小兒吐哯

欲作癎服五苓散最効礿君之說詳矣予因廣此說以信諸人信效方

取汗不可先期

南史記范雲礿爲陳武帝屬官武帝有九錫之命在旦夕矣雲忽感傷寒之疾恐不得預慶事召徐文伯診視以實懇之曰可便得愈乎文伯曰便差甚易政恐二年後不復起耳雲曰朝聞道夕死猶可況二年乎文伯以火燒地布桃葉設席置雲於上頃刻汗解裹以溫粉翌日愈雲

甚喜文伯曰不足喜也後二年果卒夫取汗先期尚促壽限況不顧表裏不待時日便欲速効乎毎見病者不耐未三四日晝夜促汗醫者隨情順意鮮不敗事故予書此爲醫者之戒本事方

傷寒舌出

臨安民有因病傷寒而舌出過寸無能治者但以筆管通粥飮入口毎日坐于門一道人見之咨嗟曰吾能療此頃刻間爾柰藥不可得何家人聞而請曰苟有錢可得當竭力訪之不肯告

而去明日又言之至于旬時會中貴人罷直歸下馬覿病者道人適至其言如初中貴問所須乃梅花片腦也笑曰此不難置即遣僕馳取以付之道人屑爲末摻舌上隨手而縮凡用五錢病立愈丁志

四時癘疾

周禮天官下曰疾醫長養萬民之疾病四時皆有癘疾春時有痟首疾頭痛夏時有痒疥疾秋時有瘧寒疾冬時有嗽上氣疾

辯沙病

沙病江南舊無今東西皆有之原其證醫家不載大凡才覺寒慄似傷寒而狀似瘧但覺頭痛渾身壯熱手足厥冷鄉落多用艾灸以得砂爲良有因灸膿血迸流移時而死者誠可憐也有雍承節印行此方云初得病以飲艾湯試吐即是其證急以五月蠶退紙一片碎剪安椀中以楪蓋密以湯泡半椀許仍以紙封楪縫勿令透氣良久乘熱飲之就卧以厚衣被蓋之令汗透

便愈如此豈不勝如火艾枉殘害人命歟之信之驗葉氏錄驗方

暑氣所中

今歲熱甚聞道路城市昏仆而死者此皆虛人勞人或飢飽失節或素有疾一爲暑氣所中不得泄即關竅皆窒非暑氣使然氣閉塞而死也古方治暑無它但用辛甘發散疏導心氣與水流行則無害矣崇寧乙酉歲余爲書局時一養馬僕馳馬出局下忽仆地絕急以五苓大順散

灌之皆不驗巳踰時同舍王相使取大蒜一握道上熱土雜研爛以新水和之濾去滓决其齒灌之少頃即蘇至暮此僕爲余御而歸乃知藥病相對有如此者此方本徐州沛縣市門忽有板書釘其上或傳神僊欲以救人者沈存中王聖美皆著其說而余親驗之乃使書百本散遠近庶幾有救其急者也石林老人避暑錄

傷寒後睡不着

人病傷寒陽證或患熱疾服涼藥而得愈飲食

未充夜間輾睡不着是膽冷也若脉細身涼隨其虛實下金液丹一服大冷者下百粒及五六十粒不甚冷者三二十粒即睡着當以服證為準也脉細微大便不甚實小便清面色青白舌下不紅面帶青色皆冷證也醫餘

傷寒差後之戒

傷寒病初差不可過飽及勞動或食羊肉行房事與食諸骨汁并飲酒病方愈脾胃尚弱食過飽不能消化病即再來謂之食復病方愈氣血

尚虛勞太早病即再來謂之勞復又傷寒食羊肉行房事並死食諸骨汁飲酒者再病龐安常云飲酒者亦死

用藥不同

夫傷寒中風濕溫熱病痙暍時疫雖同陰陽之法須別作治療若與傷寒同治必致危損經言脉有陰陽之法何也凡脉浮大洪數動滑此名陽脉也沉細澁弱弦微此名陰脉也陰病見陽脉者生陽病見陰脉者死審而察之

諸風

風者百病之始

風者百病之始也清靜則肉腠閉拒雖有苛毒弗能害故病久則傳化上下不并良醫弗爲

中風用藥

凡中風用續命排風風引竹瀝諸湯及神精丹茵芋酒之類更加以艾無不愈者然此疾積習之久非一日所能致皆大劑久而取効唐書載王太后中風喑默不語醫者蒸黄蓍數斛以薰

之得差蓋此類也今人服三五盞便求效責醫
也亦速矣孟子曰七年之病三年之艾久而後
知爾本事方

中風

凡人中風脉無不大者非熱也是風脉也中風
有冷熱陽病則熱陰病則冷冷則用溫風藥熱
則用涼風藥不可一槩用也凡中風皆不可吐
出涎人骨節中皆有涎所以轉動滑利中風則
涎上潮咽喉中滾響以藥壓下涎再歸骨節可

也不可吐出若吐出涎時間快意積久枯了人手足不可不戒也小兒驚風亦不可吐出涎其患與大人同方其發搐搦時不可捉住手足則涎不歸手足而固疾成但當寬鬆抱之可也醫餘

辯諸風證

頭風多饒白屑毒風面上生瘡刺風狀如針刺腰痛如錐癇風急倒作聲發搐急慢頑風不認痛痒癧風頸生斑剝暗風頭旋眼黑不辯東西瘡風面生赤點肝風鼻昇悶眼瞤兩臉赤爛偏風

口眼喎邪節風肢節斷續指甲斷落脾風心多嘔逆酒風行步不前肺風鼻塞項疼膽風令人不睡氣風肉内蟲行腎風耳内蟬聲陰間濕痒寒濕脚氣癱風半身不遂痪風手足拳攣胃風不伏水土虛風風寒濕痺腸風脱肛瀉血腦風頭旋偏痛賊風發聲不響産風四肢疼痛骨風膝腫如槌膝風腿寒骨痛心風健忘多驚盛風語言蹇澁髓風臂膊酸疼臟風夜多盗汗血風陰囊濕痒烏風頭面腫塊皮風紫白癜癬肌風

遍身燥痒體風身生腫毒閉風大便燥澁軟風四肢不舉綠風瞳人開大青風吐極青肓虎風發吼羊叫大風成片爛瘡

諸風

劉子儀曰經有急風候又有卒中風候又有風癔候夫急風與卒中理固無二指風而言則謂之急風指病而言則謂之卒中其風癔蓋出於急風之候也何者經云奄然忽不知人咽中塞窒然舌强不能言如此則是中急風其候也發

汗身軟者生汗不出身直者死若痰涎壅盛者
當吐之視其鼻人中左右上白者可治一黑一
赤吐沫者死

風痱

風痱者身無痛也病在臟四肢不收智不亂一
臂不隨者風痱也能言微有知則可治不能
言者不可治足如履霜肘如入湯股脛淫濼眩
悶頭痛時嘔短氣汗出久則悲喜不常三年死
凡欲治此病依先後次第不得妄投湯藥以失

機宜非但殺人因茲遂爲痼疾當先服竹瀝飲子雞峯普濟方

風痙

經有風痙候又有風角弓反張候痙者身體強直口噤如發癇狀角弓反張者腰背反折不能俛仰二者皆曰風邪傷於陽之經而然也治法一同同上

腲腿

經稱腲腿風者爲四肢不收身體疼痛肌肉虛

滿是也以風邪侵於肌肉之間流於血脉之內既云肌肉虛滿即風邪入腎之經絡而然也水氣論曰諸腫俱屬於腎是也治法當兼理腎爲得一云不治變爲水氣同上

風眩

夫風眩之病起於心氣不足胷中蓄熱實故有頭風面熱之所爲也痰熱相感而動風風心相亂則悶瞀故謂之風眩悶瞀大人曰癲小兒則爲癎一説頭風目眩者由血氣虛風邪入腦而

牽引目系故也五臟六腑之精氣皆上注於目血氣與脉并上爲目系屬於腦後出於項中血脉若虚則爲風邪所傷入腦則轉而目系急故成眩也診其脉洪大而長者風眩也凡人病發宜急與續命湯困急時但度灸穴便宜針之無不差者初得針便灸最良同上

風痺

夫痺者爲風寒濕三氣共合而成痺也其狀肌肉頑厚或則疼痛此由人體虚腠理開則受於

風邪也其邪先中經絡後入於五臟其以春遇
痺者爲筋痺不已又遇邪者則移入於肝也肝
痺之狀夜臥則驚飲食多小便數夏遇痺者爲
脉痺血脉不流令人萎黄脉痺不已又遇邪者
則移入於心心痺之狀心下鼓氣卒然逆喘不
通咽乾喜噫仲夏遇痺爲肌痺肌痺不已後遇
邪者則入於脾脾痺之狀四肢懈墮發咳嘔吐
秋遇痺者爲皮痺則皮膚都無所覺皮痺不已
則入於肺肺痺之狀氣奔喘痛冬遇痺者爲骨

痺骨重不可舉不遂而痛骨痺不已又遇邪者則移入於腎腎痺之狀喜脹診其脉大澁者為痺脉來急者為痺脉澁而緊者為痺同上

偏枯

經有偏風候又有半身不遂候又有風偏枯候此三者大要同而古人別為之篇目蓋指風則謂之偏風指疾則謂之半身不遂其肌肉偏小者呼為偏枯皆由脾胃虛弱所致也夫脾胃為水穀之海水穀之精化為血氣潤養身體今脾

胃虛弱則水穀之精養有所不周血氣偏虛爲邪所中故半身不遂或至肌肉枯小爾治法兼治脾胃皆雞峯方

小中不須深治

風淫末疾謂四肢凡人中風悉歸手足故也而疾勢有輕重故病輕者俗名小中一老醫常論小中不須深治但服溫平湯劑正氣逐濕痺使毒流一邊餘苦不作隨性將養雖未能爲全人然尚可苟延歲月若力攻之縱有平復者往往

恬不知戒病一再來則難以支吾矣譬如捕寇拘于一室則不使之逸越自亡它慮或逐之再至則其禍當劇於前矣此語甚有理而予見世之病者大體皆如是但常人之情以幻質爲已有豈有得疾爲廢人而不力治者此未易以筆舌喻也治宅編

邪風

邪風之至疾如風雨善治者治皮毛次治肌膚次治筋脉次治六腑次治五臟治五臟者半死

半生也

風厥

汗出而身熱者風也汗出而煩滿不解者厥也

睡防風吹

睡中風吹手足或酸或疼或腫用鹽炒熱帕裹熨之微有汗出即愈仍用朮附湯加羌活煎服瑣碎錄

白癩病

昔有一僧得病狀如白癩卒不成瘡但每旦取

白皮一升許如蛇蛻醫者謂多啖炙煿所致與局方解毒雄黃丸三四服而愈

長松治大風

釋普明齊州人久止靈巖晚進五臺得風疾眉髪俱墮百骸腐潰哀號苦楚人不忍聞忽有異人教服長松明不知識復告之云長松生古松下取根餌之皮色如薺苨長三五寸味微苦類人參清香可愛無毒服之益人兼解諸蟲毒明採服不旬日毛髪俱生顏貌如故今并代間士

人多以長松雜甘草乾山藥爲湯煎服甚佳然本草及諸方書皆不載獨釋慧祥作清涼傳始序之澠水燕談

瘵風癩病絶不同

瘵病骨先絶風病筋先絶癩病肉先絶瑣碎錄

食川山甲動舊風疾

余嘗行衢州道中遇醴陵尉自衛陽方回以病歸問其得疾之由曰某食豬肉入山旣深無肉可以食偶從者食川山甲肉因嘗數臠舊有風

疾至是復作今左手足廢矣因以篋中風藥遺之後半月聞其人痼疾頓愈及至永州觀圖經曰穿山甲不可殺於隄岸血一入土則隄岸不可復塞蓋能透地脉也如此尉因誤食致病而旬日痼疾盡愈亦可怪也今人用以通婦人脉甚驗

菼草治風

杜甫詩有除菼草詩一篇今蜀中謂之毛菼毛芒可畏觸人如蜂蠆然治風疹擇最先者以此

草黠之一身皆失葉背紫者入藥

蚺蛇治風

泉州有客盧元欽染大風唯鼻根未倒屬五月五日官取蚺蛇膽欲進或言肉可治風遂取一截蛇肉食之三五日頓漸可百日平復

蛇墜酒罌治風

商州有人患大風家人惡之山中爲起茅舍有烏蛇墜酒罌中病人不知飲酒漸差罌底見蛇骨方知其由也朝野僉記同上

桑枝愈臂痛

桑枝一小升細切炒香以水三大升煎取二升一日服盡無時圖經云桑枝平不冷不熱可以常服療體中風痒乾燥脚氣風氣四肢拘攣上氣眼暈肺氣嗽消食利小便久服輕身聰明耳目令人光澤兼療口乾仙經云一切仙藥不得桑枝煎不服出抱朴子政和間予甞病兩臂痛服諸藥不効依此作數劑臂痛尋愈本事方

透冰丹愈耳痒

族人友䕬壯歲時苦兩耳痒日一作遇其甚時殆不可耐擊刮挑剔無所不至而所患自若也常以堅竹三寸許截之折爲五六片細削如洗箒狀極力撞入耳中皮破血出或多至一蜆殼而後止明日復然失血既多爲之困悴適有河北醫士周歛道到鄉里因往謁之周曰此腎臟風虛致浮毒上攻未易以常法治也宜買透冰丹服之勿飲酒啖濕麵蔬菜雞豬之屬能盡一月爲佳䕬用其戒數日痒止而食忌不能久既

而復作乃著意痛斷迨於累旬耳不復痒類編

臂細無力不任重

此乃肝腎氣虛風邪客滯於榮衛之間使氣血不能周養四肢故有此證肝主項背與臂膊腎主腰胯與脚膝其二臟若偏虛則隨其所主而生病焉今此證乃肝氣偏虛宜專補肝補腎雜峯方

風眩

賈黃中爲禮部侍郎兼起居監察中風眩卒

太宗悼惜之切責諸醫大捜在城醫工凡通神
農本草黃帝難經素問及善針灸藥餌者校其
能否以補翰林醫學及醫官祗候

風痺

齊王太后病召臣意入診脉曰風癉客脬難於
大小溲溺赤臣意飲以火齊湯一飲即前後溲
再飲病已溺如故病得之流汗瀿瀿者去衣而
汗晞也所以知齊王太后病者臣意診其脉切
其太陰之口溼然風氣也脉法曰沈之而大堅

浮之而大緊者病主在腎腎切之而相反也脉大而躁大者膀胱氣也躁者中有熱而溺赤史記淳于意傳

風蹶

濟北王病召臣意診其脉曰風蹶胷滿即爲藥酒盡三石病巳得之汗出伏地所以知濟北王病者臣意切其脉時風氣也心脉濁病去過入其陽陽氣盡而陰氣入陰氣入則寒氣上而熱氣下故胷滿汗出伏地者切其脉氣陰陰氣者

病必入中出及瀺水也瀺士咸切

痺

齊王故爲陽虛候時病甚衆醫皆以爲蹷臣意診脉以爲痺根在右脇下大如覆杯令人喘逆氣不能食臣意即以火齊粥且飲六日氣下即令更服丸藥出入六日病已病得之内診之時不能識其經解大識其病所在同上

苦沓風

臣意嘗診安陽武都里成開方開方自言以爲

不病臣意謂之病苦沓風三歲四肢不能自用使人瘖瘖即死今聞其四肢不能用瘖而未死也病得之數飲酒以見大風氣所以知成開方病者診之其脉法奇咳言曰臟氣相反者死切之得腎反肺法曰三歲死也史記同上

癱瘓

世傳左爲癱右爲瘓此說尤非何者經旣有偏中半身不遂之候即癱瘓之候當以左右俱中者名之又說以春夏得之難治秋冬得之易療

春夏者陽氣上騰火力方盛風火相得而王故難治也秋冬者陽氣降下漸微即易療也此說亦未可必惟其中之淺深爲難易爾治法兼理肝腎爲得蓋肝主筋腎主骨風中肝腎則筋骨癱瘓雞峯方

迴風

陽虛侯相趙章病召臣意衆醫皆以爲寒中臣意診其脉曰迴風音洞言徹入四肢迴風者飲食下嗌音益謂喉下也而輒出不留法曰五日死而後十日乃

死病得之酒所以知趙章之病者臣意切其脉脉來滑是内風氣也飲食下嗌而輒出不留者法五日死皆爲前分界法後十日乃死所以過期者其人嗜粥故中臟實中臟實故過期師言曰安穀者過期不安穀者不及期出史記

又

齊淳于司馬病臣意切其脉告曰當病迵風迵風之狀飲食下嗌輒後之後如側也病得之飽食而疾走淳于司馬曰我之王家食馬肝飽甚見酒來

即走去馳疾至舍即泄數十出臣意告曰爲火齊米汁飲之七八日而當愈時醫秦信在旁臣意去信謂左右閣都尉曰意以淳于司馬病爲何曰以爲迵風可治信即笑曰是不知也淳于司馬病法當後九日死即後九日不死其家復召臣意臣意往問之盡如意診臣即爲一火齊米汁使服之七八日病已所以知之者診其脈時切之盡如法其病順故不死史記同上

手足沉重狀若風者

此證其原起於脾虛榮衛不足胃爲水穀之海脾氣磨而消之水穀之精化爲榮衛以養四肢若起居失節飲食不時則致脾胃之氣不足既榮衛之氣潤養不周風邪乘虛而干之蓋脾胃主四肢其脉連舌本而絡於唇口故四肢與唇口俱痺語言謇澁也治法宜多用脾胃藥少服去風藥則可安矣若久久不治則變爲痿疾經所謂治痿獨取陽明是也陽明者胃之經也（雞峯方）

上氣常須服藥

張文仲言風有一百二十四種氣有八十一種唯脚氣頭風上氣常須服藥不絶自餘即隨其發動臨期消息之但有風氣之人春末夏初及秋暮要得通洩即不困劇所謂通泄者如麻黃牵牛郁李仁之類是也不必苦駃利藥太平御覽

熱蹶

故齊北王阿母自言足熱而懣臣意告曰熱蹶也則刺其足心各三所按之無出血病旋已病

得之飲酒大醉史記

眉髮自落

崔言曰職隸左親騎軍一旦得疾雙眼昏咫尺不辯人物眉髮自落鼻梁崩倒肌膚有瘡如癬皆爲惡疾勢不可救因爲洋州駱谷子歸寨使遇一道流自谷中出不言名姓授其方曰皂角刺一二斤爲灰蒸久曬碾爲末食上濃煎大黃湯調一錢七服一旬鬢髮再生肌膚悅潤眼目倍明得此方後入山不知所之感應神仙傳

醫說卷第三

醫說卷第四

勞瘵

五勞

夫人作勞傷於五臟五臟之氣因傷成病故謂之五勞肺勞之狀短氣而面腫不聞香臭肝勞之狀面目乾黑口苦精神不守恐畏不能獨臥目視不明心勞之狀忽忽喜忘大便難或時溏利口內生瘡脾勞之狀舌根苦直不得嚥唾腎勞之狀背難俛仰小便不利赤黃而有餘瀝囊

濕生瘡小腹裏急治法肝勞補心氣心勞補脾氣脾勞補肺氣肺勞補腎氣腎勞補肝氣此療子以益母也經曰聖人春夏養陽秋冬養陰以補其根本肝心爲陽脾肺腎爲陰夫五臟實亦成勞虛則補之實則瀉之

六極

六極者筋極主肝脉極主心肉極主脾氣極主肺骨極主腎精極主臟腑筋極之狀令人數轉筋十指手甲皆痛苦倦不能久立脉極之狀忽

忽喜忘少顏色眉髮墮落肉極之狀飲食無味不生肌肉皮膚枯槁氣極之狀正氣少邪氣多氣不足多喘少言骨極之狀腰脊酸削齒痛手足煩痛不欲行動精極之狀肉虛少氣喜忘鬢衰落然謂之極者病重於勞也治法與治勞同

七傷

七傷者一曰大怒逆氣傷肝二曰憂愁思慮傷心三曰飲食大飽傷脾四曰形寒飲冷傷肺五曰久坐濕地傷腎六曰風雨寒濕傷形七傷曰

大怒恐懼傷志肝傷則少血目暗心傷則苦驚喜志脾傷則面黄善臥肺傷則短氣咳嗽腎傷則短氣腰痛厥逆下冷形傷則皮膚枯槁志傷則恍惚不樂治法與五勞六極同

虚勞

男子平人脉大爲勞極虚亦爲勞男子勞之爲病其脉浮大手足煩春夏劇秋冬差陰寒精自出痠削不能行寸口脉浮遲浮則爲虚遲則爲勞虚則衛氣不足浮則榮氣竭脉直者遲逆虚

也脉澀無陽是腎少寸關澀無血氣逆冷是大虚脉浮微緩而大者勞也脉微濡相搏爲五勞微弱相搏虚損爲七傷

冷勞

冷勞之人氣血枯竭表裏俱虚陰陽不和精氣散失則内生寒冷也皆由臟腑久虚積冷之氣遂令宿食不消心腹積聚臍腹疼痛面色痿黄口舌生瘡大腸泄痢手足無力骨節酸疼久而不痊轉加羸瘦故曰冷勞以上雞峯方

勞瘵

勞動作也郭逢原曰凡人暫爾疲倦通謂之勞而今人以勞爲惡疾而惡聞之親戚朋友共爲隱諱見其疾狀莫敢呼之殊不知勞之爲病初起於動作不能節謹至於疲倦且傷不已漸成大疾凡言虛勞者五勞是也六極七傷爲類蓋蒙莊所謂精太用則竭神太勞則弊者治法不過補養五臟滋益氣血使之強盛則其疾自去又有傳尸勞者則非此類蓋緣尸瘵及挾邪精

鬼氣而成者也經曰人有三虛逢年之衰遇月之空失時之和作感生死之氣或犯鬼物之精大槩寒熱淋露沉沉默默不的知其所苦而無處不惡積月累年漸就委頓旣死之後又復傳疰他人者是也茲又須用通神明去惡氣諸藥以治之經曰草木咸得其性鬼神無所遁情刳射剸犀驅曳邪惡飛丹煉石引納清和疑其爲此疾而設同上

傳勞

葛洪云鬼疰者是五尸之一疰又挾諸鬼邪爲害其病變動乃有三十六種至九十九種大畧使人寒熱淋瀝沉沉黙黙不的知所苦無處不惡累年積月漸就沉滯以至於死傳與傍人乃至滅門覺如是候者急治獺肝一具陰乾杵末服方寸匕日三未愈再作肘後云此方神良宣和間天慶觀一法師行考召極精嚴時一婦人投狀述患人有祟所附須臾召至附語云非我爲禍别是一鬼亦因病人命衰爲祟爾渠今已

成形在患人肺中爲蟲食其肺系故令吐血聲嘶師掠之此蟲還有畏忌否久而無語再掠之良久云容某說惟畏獺爪屑爲末以酒服之則去矣患家如其言而得愈此予目所見也寃其患亦相似獺爪者殆獺肝之類歟本事方

遇道人治傳勞方

袁州寄居武節郎李應本相州法司嘗以吏役事韓似夫樞密兵火後忽於宜春見之云從岳侯軍得官今閒居於此從容問其家事潸然淚

下曰某先有男女三人長子因議買宅入久空無人所居之室忽覺心動背寒凛凛遂成勞瘵之疾垂殆傳於次室女也長子既死女病尋亟繼又傳於第三子證候一同應大恐即禱於城隍神每日設麵飯以齋雲水冀遇異人且許謝錢三十萬數日因往市中開元寺前有一人衣俗士服自稱貧道踵足而呼曰團練聞宅上苦傳尸勞貧道有一藥方奉傳同入寺中問其姓名不荅口授云云應即取筆書之道人言欲過

湖南應留之飯云已喫飯了欲贈之錢云自有
盤纏臨行又言此藥以天靈蓋虎糞内骨爲主
切須子細尋覔青蛇腦如無亦可服藥前一日
須盛享城隍神求爲陰助應曰既求之於神何
必用藥道人曰不然即揖别西去應以其事頗
異敬如其言治藥既成設五神位具飲饌十品
如待貴客以享城隍又别列酒食以犒飲陰兵
仍於其家設使者一位於病榻之前服藥食頃
臟腑大下得蟲七枚色如紅爛肉而腹白長約

一寸闊七八分前鋭後方腹下近前有口身之
四周有足若魚骨細如針尖而曲巳死試取火
焚之以鐵火筯劄刺不能入病勢頓減後又服
一劑得小蟲四枚自此遂安今巳十年肌體悦
澤不復有疾道人後竟不來其藥用天靈蓋三
錢酥炙黃色爲末秤虎糞内骨一錢人骨爲上
獸骨次之殺虎大腸内取者亦可用同青蛇腦
小豆許或菉豆許同酥塗炙色轉爲度無蛇腦
只酥炙亦得鼈甲極大者醋炙黃色爲末秤一

兩九肋者尤妙安息香半兩桃仁一分去皮尖研以上爲末絹篩過檳榔一分別爲細末麝香一錢別研青蒿取近梢三四寸細剉六兩豉三百粒葱根二十一箇拍破東引桃柳李桑枝各七莖麤如筯頭大各長七寸細剉楓葉二十一片如無亦得童子小便半升右先將青蒿桃柳李桑枝楓葉葱豉以官省升量水三升煎至半升許去滓入安息香天靈蓋虎糞內骨鼈甲桃仁與童子小便同煎取汁去滓有四五合將檳

榔麝香同研均調作一服早晨温服以被盖覆出汗恐汗内有細蟲以帛子拭之即焚此帛相次須瀉必有蟲下如未死以大火焚之並棄長流水内所用藥切不得令病人知日後亦然十來日後氣體復圓再進一服依前焚棄至無蟲而止此藥如病者未亟可以取安如巳亟俟其垂死則令下次巳傳染者服之先病者雖不可救後來斷不傳染出百一選方韓樞寄孫盧師亞卿傳

勞傷瘵疾

男子勞傷而得疾瘵漸見瘦瘠用童子小便二盞無灰酒一盞以新甆瓶貯之入全猪腰一對內窨封泥日晚以慢火養熟至中夜止五更初更以火溫之發瓶飲酒食腰子病篤者只一月效平日瘦怯者亦可服此藥盖以血養血全勝金石草木之藥也瑣碎錄

勞復

故督郵頓子獻得病已差詣華佗視脉曰尚虛未復復勿爲勞事御內即死臨死當吐舌數寸

其妻聞其病除從百里外省之止宿交接中間三日發病一如佗言三國志

鬼疰

韶州南七十里曰古田有富家婦人陳氏抱異疾常日無他苦每遇微風吹拂則股間一點奇痒爬搔不停手已而舉體皆然逮於發厥凡三日醒及坐有聲如欬其身乍前乍後若搖兀之狀率以百數甫少定又經日始困臥不知人累夕愈至不敢出戶更十醫弗效醫劉大用視之

曰吾得其證矣先與藥一服取念珠一串來病家莫知何用也當婦人搖兀時記其疏數之節已覺微減然後云是名鬼疰因入神廟看爲邪所憑致精彩蕩越法當用死人枕煎湯飲之既飲大瀉數行宿痾脱然大用云枕用畢當送還元處如遲留使人顛狂蓋但借其氣耳類編

瘵疾

越州鏡湖邵長者女十八染瘵疾累年刺灸無不求治醫亦不效有漁人趙十煮鰻羹與食食

覺內熱之病皆無矣今醫家所用鰻煎乃此意

尸疰

飛尸者遊走皮膚穿臟腑每發刺痛變作無常遁尸者附骨入肉攻鑿血脉每發不可得近見尸聞喪哀哭便發風尸者淫濯四肢不知痛之所在每發昏沉得風雪便作沉尸者纏骨結臟衝心脇每發絞切遇寒冷便作注尸者舉身沉重精神錯雜常覺昏廢每節氣致變輒成大惡皆宜用忍冬葉數斛煮取濃汁稠煎服之如雞

子大一枚日三太乙神精丹蘇合香丸治此病

第一（本事方）

虛勞用藥

凡虛勞之疾皆緣情慾過度榮衛勞傷致百脉空虛五臟衰損邪氣乘襲致生百疾聖人必假藥石以資氣血密腠理以禦諸邪肌肉之虛猶如體之輕虛如馬勃通草蒲梢燈心之屬是也非滋潤粘膩之物以養之不能實也故前古方中鹿角膠阿膠牛乳鹿髓羊肉飴糖酥酪杏仁

煎酒蜜人參當歸地黃門冬之類者蓋出此意本草云補虛去弱羊肉人參之屬是也所謂虛勞者因勞役過甚而致虛損故謂之虛勞今人才見虛弱疾證悉用燥熱之藥如伏火金石附子薑桂之類致五臟焦枯血氣乾涸而致危困皆因此也如虛而兼冷者止可於諸虛勞方中加諸温熱藥爲助可也如此即不失古人之意

鰻治勞疾

有人多得勞疾相因染死者數人取病者於棺中釘之棄於水永絕傳染之患流之金山有人異之引岸開視見一女子猶活因取置漁舍多得鰻鱺魚食之病愈遂爲漁人之妻稽神錄

虚勞服藥

養生必用方論虚勞不得用凉藥如柴胡鼈甲青蒿麥門冬之類皆不用服唯服黃芪建中湯有十餘歲女子因發熱咳嗽喘急小便少後來成腫疾用利水藥得愈然虚羸之甚遂用黃芪

建中湯日一服三十餘日遂愈盖人禀受不同虚勞小便白濁陰臟人服橘皮煎黄芪建中湯獲愈者甚衆至於陽臟人不可用煖藥雖建中湯不甚熱然有肉桂服之稍多亦反爲害要之用藥亦量其所禀審其冷熱而不可一槩以建中湯治虚勞也謹之醫餘

骨蒸内熱

睦州楊寺丞有女事鄭迪功苦有骨蒸内熱之病時發外寒寒過内熱附骨蒸盛之時四肢微

瘦足趺腫者其病在五臟六腑之中衆醫不差因遇處州吳醫看曰請爲治之只单用石膏散服後體微涼如故其方出外臺秘要只用石膏乳細十分似麪以新汲水和服方寸匕取身無熱爲度右醫錄

氣血虛發厥熱

氣虛則發厥血虛則發熱厥者手足冷也氣屬陽陽虛則陰湊之故發厥血者陰也血虛則陽湊之故發熱也氣虛發厥者當用溫藥血虛發

熱者不宜用涼藥當用温養氣血之藥以補之宜養陰黃芪建中湯之類是也又有一種病實熱者極而手足厥冷所謂熱深厥亦深此當用涼藥須以脉別之也此最難辯差之毫釐則害人性命戒之醫餘

人肉治羸疾

開元間明州人陳藏器撰本草拾遺云人肉治羸疾自此閭閻相效割股

治羸疾

仁和縣一吏早衰病瘠齒落不已從貨藥道人得一单方只碾生硫黃爲細末實於豬藏中水煮臟爛碾細宿蒸餅圓如桐子大隨意服之兩月後飲啖倍常步履輕捷年過九十畧無老態執役如初因從邑宰入村醉食牛血遂洞下數十行所泄如金水自是尫悴少日而死李巨源得其事於臨安入内醫官管範嘗與王樞使言之王云但聞豬肪脂能制硫黃茲用臟尤爲有理亦合服之久當見效 類編

治勞瘵吐血

翦草狀如茜草又如細辛婺台二州皆有之惟婺可用其法每取一斤淨洗碎爲末入生蜜一斤和成膏以陶器盛之不得犯鐵日一蒸一曝至九日乃止治勞瘵吐血損肺及血妄行名曰神傳膏令病人五更起面東坐不得語言用匙抄藥如食粥然每服四匙良久呷稀粟米粥壓之藥只冷服粟飲亦不可太熱或吐或下皆無害如久病肺損咯血一服立愈本事方

天靈蓋

謹按天靈蓋神農本經人部惟髮髲一物外餘皆出後世醫家或禁術之流奇怪之論殊非仁人之用心世稱孫思邈有大功於世以殺命治命尚有陰責況於是也近數見醫家用以治傳尸勞未有一效者信本經不用未爲害也殘忍傷神又不急於取效苟有可易仁者宜盡心焉苟不以是說爲然決爲庸人之所惑亂設云非此不可是不得已則宜以年深塵泥所漬朽者

爲良以其絶屍氣也本草

鼻衂吐血

鼻衂

饒州市民李七常苦鼻衂垂至危困醫授以方取蘿蔔自然汁和無灰酒飲之則止醫云血隨氣運轉氣有滯逆所以妄行蘿蔔最下氣而酒導之是以一服效經五日復如前僅存喘息而

張思順以明州刊王氏单方刮人中白置新瓦上火逼乾以温湯調服即時血止至今十年不

作張監閭之江口鎮適延陵鎮官曾棠入府府委至務同視海船曾着白茸毛背子盛服濟潔正談對之次血忽出如傾變所服爲紅色駭曰素有此疾特不過點滴耳今猛烈可畏覺頭空空然殆有性命之慮張曰君勿憂我當漸治一藥移時而就持與之血亦止不復作人中白者旋盆內積濂垢是也蓋秋石之類特不多用火力治藥時勿使其人知恐其以穢濁不肯服此方可謂神矣

又

予在汝州時因出驗尸有保正趙溫者不請尸所問之即云衄血已數斗昏困欲絶予使人扶掖以來鼻血如簷溜平日所記治衄數方旋合藥治之血勢猛皆衝出予謂治血者莫如地黃試遣人四散尋生地黃得十餘斤不暇取汁因使生喫漸及三四斤又以其滓塞鼻須臾血定

又癸未歲予姊病吐血有醫者教取生地黃自然汁煮服之日服數升三日而愈有一婢病經

血半年不通見釜中餘汁以爲棄去可惜輙飲數盃尋即通利地黃治血其功如此地黃但用新布拭淨搗汁勿用水洗信效方

嘔血咯血

台州獄吏憫一大囚將死頗照顧之因感語之吾七次犯死罪盡力抗諱苦遭訊考坐是肺皆挎損至於嘔血適得一藥每用其效如神荷君庇拊之恩持此以報只白芨一味米飲調爾其後凌遲劊者剖其胷見肺間竅穴數十處皆白

芨補填之色猶不變也洪貫之聞其說爲鄂州長壽宰覘之赴洋川任一卒忽苦咯血勢絕危貫之用此救之一日即止癸志

山梔子茅花愈衄血

蔡子渥傳云同官無錫監酒趙無疵其兄衄血甚已死入殮血尚未止一道人過門聞其家哭詢問其由道人云是曾服丹或燒煉藥予有藥用之即活囊間出藥半錢七吹入鼻中立止良久得活乃山梔子燒存性末之本事方

又治鼻衄不止欲絕者取茅花一大把剉碎用水兩椀煑一椀分二服飲立止良方

頭風

偏頭疼

裕陵傳王荊公偏頭疼方云是禁中秘方用生萊菔汁一蜆殼仰臥注鼻中左痛注右右痛注左或兩鼻皆注亦可數十年患皆一注而愈荊公與僕言已愈數人矣良方

頭眩

有人苦頭眩頭不得舉目不得視積年華佗使悉解衣倒懸令頭去地三寸濡布拭身體令周匝視諸脉盡出五色佗令弟子以鈹刀決脉五色血盡視赤血出乃下以膏摩被覆汗出周匝飲以葶藶散而愈三國志

蹶頭熱

菑川王病召臣意診脉曰蹶上爲頭重痛身熱使人煩懣臣意即以寒水拊其頭刺足陽明左右各三所病旋已病得之沐髮未乾而臥診如

前所以蹶頭熱至肩史記

婦人偏頭痛

有一婦人患偏頭痛一邊鼻塞不聞香臭常流清涕或作臭氣一陣服遍治頭痛藥如芎蝎皆不效人無識此病者或曰腦癰偶有善醫云但服局方芎犀丸不十數服忽作嚏涕突出一鋌稠膿其疾遂愈

沐頭洗浴

沐頭不可用冷水必成頭風之疾浴罷不可和

衫裙寢恐成外腎腫疼腰背拳曲

婦人月水來不可沐頭

婦人女子月事來不可洗頭或因感疾終身爲痼疾不可治泊宅編

川芎不可久服

一族子舊服芎藭醫鄭叔熊見之云芎藭不可久服多令人暴死後族子果無疾而卒予姻家朝士張子通妻因病腦風服芎藭甚久亦一旦暴亡予目見者筆談

眼疾

目疾

凡人食五辛諸熱食飲刺頭出血過多極目遠視燈前看字月下攻書不避烟火博奕經時飲酒不已熱餐麪食抄寫多年雕縷繡畫泣淚過多房慾無節遠觀星火視日極目瞻望山川皆是喪明之本可不謹哉瑣碎錄

讀書損目

讀書之苦傷肝損目誠然晉范甯嘗苦目病就

張湛求方湛戲之曰古方宋陽子少得其術以授魯東門伯次授左丘明遂世世相傳以及漢杜子夏晉左太冲凡此諸賢並有目疾得此方云損讀書一減思慮二專内視三簡外觀四旦起晚五早夜眠六凡六物熬以神火下以氣簁蘊於胷中七日然後納諸方寸修之一時近能數其目睫遠視尺箠之餘長服不已洞見墻壁之外非但明目乃亦延年審如是而行之非可謂之嘲戲亦奇方也本事方

觀音洗眼偈

台州僧處瑫中年病目常持誦大悲呪夢觀音傳授法偈令每旦呪水七遍或四十九遍用以洗眼凡積年障翳近患赤目無不獲痊處瑫跪受而竊悉用記憶如說誦行之不踰時平愈壽至八十八歲其偈曰救苦觀世音施我大安樂賜我大方便滅我愚癡暗賢刼諸障礙無明諸罪惡出我眼室中使我視物光我今說是偈洗懺眼識罪普放淨光明願覩微妙相戊志

眼疾不可洗浴

舊說眼疾不可浴浴則病甚至有失明者承直郎白彦良云未壯歲之前歲歲患赤眼一道人勸但能斷沐頭則不復病此彦良自此不沐今七十餘更無眼病泊宅編

眼痛不食

有人患赤眼腫痛脾胃虛弱喫飲食不得診其肝脉盛脾脉弱服涼藥以治肝則損脾愈喫飲食不得服煖藥以益脾則肝愈盛而加病何以

治之但於温平藥中倍加肉桂不得用茶調恐損脾也肉桂殺肝而益脾故一治而兩得之傳曰木得桂而死醫餘

眼赤腫

有人患眼疾每睡起則眼赤腫良久却無事百方治之無效師曰此血熱也非肝病也臥則血歸於肝熱血歸肝故令眼赤腫也良久便無事者人睡起血復散於四肢故也遂用生地黃汁浸粳米半升滲乾曝令透骨乾凡三浸三乾用

蘢䖆子煎湯一升令沸下地黄米四五匙煎成薄粥湯放温食半飽後飲一兩盞即睡如此兩日遂愈生地黄汁涼血故也同上

眼疾有虚實

凡眼疾有上盛下虚者有上虚下實者虚者宜服補腎藥補其母也實者宜服涼心經藥瀉其子也眼科云所謂補藥者非硫黄附子鹿茸蓯蓉之類是朱砂磁石之類也治眼而補下當用眼藥故也茲爲至理同上

赤目戒食

患赤目以熱水濯足佳若澡浴必致失明切不可食犬雞魚鵞鴨卵

一目失明

錢鏐年老一目失明聞中朝國醫胡某者善醫上言求之晉祖遣醫泛海而往醫視其目曰尚父可無療此當延五七歲壽若決瘼去内障即復舊但慮損福耳鏐曰吾得不爲一目鬼於地下足矣願醫盡其術以療之當厚報醫爲治之

復故鏐大喜厚賂醫金帛寶帶五萬緡具舟送歸京師醫至鏐卒年八十一矣劉穎叔異苑

治眼

郭太尉眞州人久患目盲有白翳膜徧喫眼藥無能效者有親仲監稅在常州守官聞張鼂龍之名因薦於太尉太尉請張公視之曰此眼太尉緣熱藥過多乃生外障視物不明朝朝昏黑更無所覩醫者皆爲肝元損下虛補其肝腎眼愈盲甚張曰請太尉將藥點眼并服之一月取翳微

消後果一月翳退雙目如舊因求點喫藥方乃只用猪膽微火銀銚內煎成膏入冰腦粒如黍米大點入眼中微覺翳輕後又將猪膽白膜皮曝乾合作小繩如釵大小燒作灰待冷點翳盛者亦能治之此方甚好勿妄傳名醫錄

治內障

熟地黃麥門冬車前子相雜治內障眼有效屢試信然其法細擣蜜丸桐子大三藥皆難擣羅和合異常甘香真奇方也東坡大全集

治爛緣眼

潭州宗室趙太尉家乳母苦爛緣風眼近二十年有賣藥老媪過門云此眼有蟲其細如絲色赤而長久則滋生不巳吾能談笑除之入山取藥晚下當爲治療趙使僕隂尾之見媪沿道掇叢蔓木葉以手挼碎送口中咀嚼而留汁滓於小竹筒内俄復還索皂紗蒙乳母眼取筆晝雙眸於紗上然後滴藥汁漬眼下緣轉眄間蟲從紗中出其數十七狀如先所云數日再至下緣

肉乾如常人復用前法滴上緣又得蟲十數窠人大喜後傳與醫者上官彥誠遍呼鄰叉村婦病此者驗試無不立差其藥乃覆盆子葉一味著於本草陳藏器云治眼暗不見物冷淚浸淫不止及青盲等取此草日曝乾擣令極爛薄綿裹之以男子所飲乳汁浸如人行八九里久用點目中即仰臥不過三四日視物如少年但禁酒麵油蓋治眼妙品也

治內障眼

明州定海人徐道亨父没奉母周游四方事之盡孝淳熙中到泰州宿於逆旅因患赤眼而食蟹遂成内障欲進路不能素解暗誦般若經出丐市里所得錢米仍持歸養凡歷五年忽夜夢一僧長眉大鼻托一鉢盂盂中有水令徐掬以洗眼復告之曰汝此去當服羊肝丸百日徐知爲佛羅漢喜而拜顙乞賜良方僧曰用淨洗夜明沙一兩當歸一兩蟬殼一兩木賊去節一兩共碾爲末買羊肝四兩水煮爛搗如泥入前藥

拌和丸桐子大食後温熟水下五十丸服之百日復舊與母還鄉母亡棄家入道類說

治眼二百味花草膏

福州人病目兩瞼間赤濕流淚或痛或痒晝不能視物夜不可近燈光兀兀癡坐其友趙謙子春語之曰是爲爛緣血風我有一藥正治此名曰二百味花草膏病者驚曰用藥品如是世上方書所未有豈易遽辦君直相戲爾趙曰我適見有藥當以與君明日攜一錢七至堅凝成膏

使以匙抄少許入口一日淚止二日腫消三日痛定豁然而愈乃往謁趙致謝且扣其名物笑曰只用羯羊膽去其中脂而滿填好蜜拌匀蒸之候乾即入瓶研細爲膏以蜂採百花羊食百草故隱其名以眩人云癸志

斑瘡入眼

小兒斑瘡入眼皆由熱重毒氣上攻多因食毒物所致若瘡子盛發時覺眼腫痛時時與開看之睛上無瘡即不害事若有瘡亦須服清涼飲

于每日食後一服微利之瘡子乾後將攝不如法及飲食不謹或無故眼自痛者即毒氣不盡也輕者清涼飲重者雄黃解毒丸須大下三四行然後服治眼藥只得睛不破無不愈者保生方

眼中常見鏡子

有一少年眼中嘗見一小鏡子俾醫工趙卿診之與少年期來晨以魚鱠奉候少年及期赴之延於內且令從容俟客退方接俄而設臺子施一甌芥醋更無他味卿亦未出迨禺中久候不

至少年飢甚且聞醋香不免輕啜之逡巡又啜之覺胸中豁然眼花不見因竭甌啜之趙卿知之方出少年以啜醋懃謝卿曰郎君先因喫鱠太多芥醋不快又有魚鱗在胸中所以眼花適來所備芥醋只欲郎君因飢以啜之果愈此疾烹鮮之會乃權詐也北夢瑣言

目疾忌浴

有目疾者切忌浴令人目盲遯齋閒覽

偷針眼

凡患偷針眼者以布針一箇對井以目睛睨視之已而折爲兩段投井中眼即愈勿令人見

目視一物爲二

荀牧仲頃年常謂予曰有人視一物爲兩醫者作肝氣有餘故見一爲二教服肝藥皆不驗此何疾也予曰孫真人云目之系上屬於腦後出於腦中邪中於頭因逢身之虛其入深則隨目系入於腦入於腦則轉轉則目系急急則目眩以轉邪中於睛所中者不相比則睛散睛散則

岐故見兩物也令服驅風入腦藥得愈本事方

洗眼湯

以當歸黃連芍藥等分用水濃煎汁乘熱洗冷則再溫洗甚益眼目但是風毒赤目花翳等皆可用之凡眼目之病皆緣血脉凝滯使然故以活血藥合黃連治之血得熱即行故乘熱洗之用者無不神效出本草黃連注

口齒喉舌耳

治喉閉

元公章少卿說開德府士人攜僕入京其一忽患喉閉脹滿氣塞不通命在頃刻詢諸郡人云惟馬行街山水李家可看治即與之往李駭曰證候危甚猶幸來此不然即死何疑乃於筒中取一紙撚用火點着才烟起吹滅之令僕張口刺於喉間俄吐出紫血半合即時氣寬能言及啖粥飲摻藥敷之立愈士人甚神其伎後還鄉里村落一庸醫偶傳得此術云咽喉病發於六腑者如引手可探及刺破瘀血即已若發於五

臟則受毒牢深手法藥力難到惟用紙撚爲第一然不言所以用之之意後有人拾得其殘者蓋預以巴豆油塗紙故施火即着藉其毒氣徑赴病處類編

又

凡人患喉閉及纏喉風用藥開得咽喉後可以通得湯水急喫薄粥半椀或一椀壓下邪熱不壓即病再來不可不知也咽喉既可身熱頭疼不除此感外邪看脉氣及大小便有表證則發

汗有裏證則微下之皆愈愈後虛喘而身不熱者必是服涼藥過多而下虛也當服鎭重温藥一服如黑錫丸正一丹之類以粥壓之

咽喉腫痛

有人患咽喉腫痛下食不得身熱頭疼大便不通衆醫之論紛然皆以謂熱當服涼藥有一善醫云脉緊數是感寒氣所致衆醫不從善醫者曰我有法驗得寒熱浴室中生火用炒朮葱湯淋浴若是病熱則此煖處必有汗而咽喉痛不

減若是感寒則雖浴無汗患者信其言遂入浴淋洗而無汗就浴室中服麻黃湯一服須臾大汗出大便通即時無事衆醫服其神凡辯熱病與感冷皆可用此法醫餘

巧匠取喉鉤

咸平中職方魏公在潭州有數子弟皆幼因相戲以一釣竿垂鈎用棗作餌登陸鈎雞雛一子學之而誤吞其鈎至喉中急引乃鈎以鬚逆不能出諸醫不敢措手魏公大怖令人遍問老婦

必能經歷時有一老婦九十餘歲言亦未嘗見此切料有智識者可出之時本郡有一莫都料性甚巧令聞魏公魏公呼老婦責之曰吾子誤吞鈎莫都料何能出之老婦曰聞醫者意也其莫都料曾于水中打碑塔添仰瓦魏公大咍親屬勉之曰試詢之公遂召莫都料至沉思時久言要得一蠶蠒及大念珠一串公與之都料遂將蠒剪如錢大用物權四面令軟以油潤之仍中通一竅先穿上鈎線次穿數珠三五枚令兒

正坐開口漸添引數珠挾之到喉覺至繫鈎處乃以力向下一推其鈎以下而脫即向上急出之見蠒錢向下裹定鈎線鬚而出並無所損魏公大喜遂厚賂之公曰心明者意必大巧意明者心必善醫名醫錄

舌腫滿口

一士人沿汴東歸夜泊村步其妻熟寐撼之問何事不荅又撼之妻驚起視之舌腫已滿口不能出聲急訪醫得一叟負囊而至用藥摻比曉

復舊問之乃蒲黃一味須眞者佳（本事方）

舌無故血出

一士人無故舌出血仍有小穴醫者不曉何疾偶曰此名衄炒槐花爲末摻之而愈（良方）

牙疼

牙疼有四一曰熱二曰冷三曰風四曰蚛熱者怕冷水冷者怕熱湯不怕冷熱即是風牙有蚛竅者即是蚛牙用藥之法熱用牙硝鬱金雄黃荆芥之類冷用乾薑蓽撥細辛之類風用猪牙

皂角殭蠶蜂房川草烏之類蚛用雄黄石灰砂糖之類熱牙宜於牙齦上出血諸牙痛用藥畢皆以温湯漱之醫餘

牙齒日長

牙齒逐日長漸漸脹開口難爲飲食蓋髓溢所致只服白术愈衛生十全方

舌脹出口

有人舌腫脹舒出口外無敢醫者一村人云偶有此藥歸而取至乃二紙撚以燈燒之取烟薰

舌隨即消縮衆問之方肯言吾家舊有一牛亦舌腫脹出口人教以萆麻取油蘸紙撚燒烟薫之而愈因以治人亦驗

治齒痛

葉景夏家一妾爲病齒所苦遇痛作時爬牀刮席呌呼連夕徹旦勺飲不可入口醫者無所不用經年不差或授一方取附子尖天雄尖全蝎七箇皆生碾碎拌和以紙撚蘸少許點痛處隨手則止林元禮云是未足爲奇舊得一法捕蚵

蛺大者一枚削竹篦子刮其眉即有汁粘其上
約所取已甚則放之而以汁點痛處凡𤷪蝕𤻨
腫一切䘀痛悉可用藥到痛定仍不復作姪孫
倜云此名蟾酥膏先以篦掠眉下汁未出時當
以細杖鞭其背及頭候作怒鼓脹則流注如涌
然後挹以綿徑窒痛處類編

齲齒

齊中大夫病齲齒淳于意灸其左太陽脉即爲
苦參湯日漱三升出入五六日病已得之風及

臥開口食而不漱 史記

飲酒漱口

劉几年七十餘精神不衰每一飲酒輒一漱口雖醉不忘也曰此可以無齒疾晡後食少許物便巳 明道雜志

漱口食冷

進士劉遁遇異人曰世人奉養往往倒置早漱口不若將臥而漱去齒間所積牙亦堅固令人食冷物必飲湯將溫其痺巳冰其脾又何溫之

有不若未食冷物先飲湯溫之繼食冷即無患也（翰苑名談）

棗能黃齒

倪彥及朝奉嘗爲太原府幕官云彼中人喜食棗無貴賤老少常置棗於懷袖間等閒探取食之郡人之齒多黃緣食棗故嵇叔夜所謂齒居晉而黃氣處頭而黑是也（遯齋閒覽）

齒藥

西嶽蓮花峯碑載治口齒烏髭藥歌猪牙皂角

及生薑西國升麻蜀地黃木律旱蓮槐角子細辛荷葉（蒻荷葉心子也）要相當青鹽等分同燒煅研煞將來使更良揩齒牢牙髭鬢黑誰知世上有仙方（類苑）

齒間肉壅出

汪丞相徽之祁門人有寵平日好食動風物性尤嗜蟹或作蟹炰蟹簽恣嗷之一日得風熱之疾齒間壅一肉出漸大漲塞口不能閉水漿不入痛楚待盡已而有一道人言能治此疾丞相

命醫之不日而愈其法用生地黃取汁一椀猪牙皂角數鋌火上炙令熱蘸汁令盡末之傅齶肉上隨即消縮多以金與之得此方其壻李大夫說

飲酒喉舌生瘡

連月飲酒咽喉爛舌生瘡水中螺蚌肉葱豉薑椒煑汁飲三盞差聖惠方

苦參不可潔齒

予嘗苦腰重久坐則旅拒十餘步然後能行有一將佐見予曰得無用苦參潔齒否予時以病

齒用苦參數年矣曰此病由也苦參入齒其氣傷腎能使人腰重後有太常少卿舒昭亮用苦參揩齒歲久亦病腰自後悉不用腰疼皆愈此皆方書舊不載也筆談

齒縫出血

齒縫出血不止他藥不能治者鹽主之素問云鹽勝血故也蘭室寶鑑用麥門冬煎湯漱之亦良

虎鬚治齒痛

虎鬚治齒痛仙人鄭思遠常騎虎故人許隱齒

痛求治鄭曰虎鬚及熱插齒間即愈拔數莖與之

積年耳聾

驢生脂和生薑熟擣綿裹塞耳治積年耳聾本草

按本草乃生椒非薑第未試用

骨哽韻畧用骾字

治哽以類推

凡治哽之法皆以類推鸕鷀治魚哽磁石治鍼哽髮灰治髮哽狸虎治骨哽亦各從其類也

鵬砂治哽

鄱陽汪友良因食辣蹄誤吞一骨如小指大哽於咽喉間隱然見於膚革引手可揣摸百計不下凡累日雖咳嗽亦痛僅能畧通湯飲家人憂懼於昏睡次觀一人着朱衣來告曰聞汝爲骨所苦吾有一藥唯南鵬砂最妙恍惚驚寤謂非夢也殆神明陰受以方欲全其命索藥笥得砂小塊汲水滌洗取而含化才食頃脫然而失壬志

呪水治哽

以淨器盛新汲水一盞捧之向東默念云謹請太上東流順水急急如南方火帝律令敕一氣念七遍即吹一口氣入水中如此七吹以水飲患人立下或用此呪水可以食針并竹刺百一選方

漁人治哽

蘇州吳江縣浦村王順富家人因食鱖魚被哽骨橫在胸中不上不下痛聲動鄰里半月餘飲食不得幾死忽遇漁人張九言你取橄欖與食即軟也適此春夏之時無此物張九云若無尋

橄欖核擣爲末以急流水調服之果安問張九你何緣知橄欖治哽張九曰我等父老傳橄欖木作取魚掉篦魚若觸着即便浮被人捉却所以知魚怕橄欖也今人煑河豚須用橄欖乃知化魚毒也名醫録

治哽

滁州蔣教授名南金因食鯉魚玉蟬羹爲肋骨所哽凡治哽藥及象牙屑用之皆不效或令以貫衆不以多少濃煎汁一盞半分三服併進連

服三劑至夜一咯而出因戲云此管仲之力也百一選方

故魚網治哽

故魚網主哽以網覆哽者頸差如煑汁飲之骨當下矣本草

倉卒有智

秀州士大夫家一小兒五歲因戲劇以首入擣藥臼中不復出舉家驚呼無計或教之使執兒兩足以新汲水急澆之兒驚啼體縮遂得出又

有小兒觀打稻取穀芒賓口中黏著喉舌間不可脱或令以鵞涎灌之即下盖鵞涎能化穀也二者皆一時甚急非倉卒有智未易脱夷堅志

喘嗽

喘有三證

凡人患喘其證有三一曰寒二曰熱三曰水病熱者發於夏而不發於冬冷病者遇寒則發也水病者胸膈滿悶脚先腫也熱病者宜蛤蚧丸冷病宜煑肺散水病審其冷熱虛實虛而冷者

紫金丹熱而實者防已丸此出養生必用方不合防已丸但言腹有濕熱欲驗喘疾是水不是水者小便澀脚微腫而喘者水證也當作水治之小便不澀脚不腫只作喘治之沈存中良方蒲頹葉孫大資麻黃梓朴湯不拘冷熱皆可服也

咳嗽

咳嗽有二一曰熱二曰寒熱嗽有濃痰鼻聞腥氣宜服涼藥寒嗽痰薄宜服熱藥飲冷水一二

呷而暫止者熱嗽也呷熱湯而暫止者冷嗽也
此法用之有驗以小柴胡湯治熱嗽以理中湯
加五味子治寒嗽皆已試之驗醫餘同上

又

經曰人感於寒則受病微則爲咳甚爲泄爲痛
凡咳嗽五臟六腑皆有之惟肺先受邪蓋肺主
氣合於皮毛邪之初傷先客皮毛故咳爲肺病
五臟則各以治時受邪六腑則又爲五臟所移
古人言肺病難愈而喜卒死者肺爲驕臟怕寒

而惡熱故邪氣易傷而難治以其湯散徑過針灸不及故也十種咳嗽者肺咳心咳脾咳腎咳肝咳風咳寒咳支飲咳膽咳厥陰咳華佗所謂五嗽者冷嗽氣嗽鰾嗽飲嗽邪嗽孫眞人亦有方治寒毒疰嗽者歷代方論著之甚詳惟今之所謂勞嗽者無所經見意其華佗所謂邪嗽眞人所謂疰嗽者是也此病蓋酒色過度勞極傷肺損動經絡其重咯唾膿血輕者時發時差又有因虛感邪惡之氣且傳疰得之或先嘔血而

後嗽或先咳嗽漸就沉羸此則非特內損肺經又挾邪惡傳疰之氣所以特甚病之毒害無過此也真人治疰嗽通氣丸方用蜈蚣四節又云夢與鬼交通及飲食者全用蜈蚣外臺方四滿丸治五嗽亦用蜈蚣近世名公能推原其措意率用蛤蚧天靈蓋桃柳枝麝香丹砂雄黃安息香之類以通神明之藥療之高出古人之意又

肺中有蟲如蠶令人喉痒而咳湯散徑過針灸不及以藥含化蟲死即嗽止方 雞峯

治痰嗽

綬帶李防禦京師人初爲入內醫官直嬪御閤妃苦痰嗽終夕不寐面浮如盤時方有甚寵徽宗幸其閤見之以爲慮馳遣呼李李先數用藥詔令往內東門供狀若三日不效當誅李憂撓伎窮與妻對泣忽聞外間叫云咳嗽藥一文一貼喫了今夜得睡李使人市藥十貼其色淺碧用淡韲水滴麻油數點調服李疑草藥性獷或使臟腑滑泄併三爲一自試之既而無他於

是取三貼合爲一攜入禁庭授妃請分兩服以餌是夕嗽止比曉面腫亦消内侍走白 天顔絕喜錫金帛厥直萬緡李雖幸其安而念必宣索方書何辭以對殆亦死爾命僕傒前賣藥人過邀入坐飲以巨鍾語之曰我見鄰里服汝藥多效意欲得方儻以傳我此諸物爲餽百兩皆以相贈不吝曰一文藥安得其直如此防禦要得方當便奉告只蚌粉一物新瓦炒令通紅拌青黛少許爾扣其所從來曰壯而從軍老而停

汰頃見主帥有此故剽得之以其易辨姑藉以度餘生無他長也李給之終身類編

治齁喘

信州老兵女三歲因食鹽鰕過多遂得齁喘之疾乳食不進貧無可召醫一道人過門見病女喘不止教使求甜瓜蒂七枚研爲麄末用冷水半茶鍾許調澄取清汁呷一小呷如其說才飲竟即吐痰涎若膠黐狀胸次既寬齁喘亦定少日再作又服之隨手愈凡三進藥病根如掃此

藥味極苦難吞嚥俗諺所謂甘瓜蒂苦非虛言也同上

喘病

李翰林天台人有莫生患喘病求醫李云病日久矣我與治之乃取青橘皮一片展開入江子一箇將麻線繫定火上燒烟盡留性為末生薑汁酒一大鍾呷之過口便定實神方也名醫錄

肺氣

肺者臟之蓋也肺氣盛則脉大脉大則不得偃

卧

肺熱久嗽

有婦人患肺熱久嗽身如炙肌瘦將成肺勞以枇杷葉木通欵冬紫菀杏仁桑白皮等分大黄减半如常製爲末蜜丸櫻桃大一丸食後夜卧含化未終劑而愈本草衍義

喘有冷熱

人有喘疾不可一槩治之須分陰陽病發於冬寒冷病也病發於暑月熱病也冷病服鼓霜丸

清中湯煮肺散熱病服青杏蛤蚧丸之類又有一方孫大資梓朴散不拘冷熱皆可服醫餘

水喘

有人先因咳嗽發喘胸膈痞悶難於倒頭氣上湊者宜早利水道化痰下氣若不早治必成水宜服紫金丹病水人水在膜外切不可鍼鍼透膜初時稍愈再來即不可治同上

翻胃

治翻胃

淳熙元年冬、樀姪自鄱陽往四明過婺州義烏
晚泊逆旅倐有野服者坐予傍扣其何人曰邑
醫孫道攻療眼疾樀與之語孫曰君貴家子弟
必藏好方畀我一二或可爲人起疾樀素秘翻
胃方即口授之其法用一大附去其蓋刳中使
淨納丁香四十九粒復以蓋覆之用線縛定寘
銀石器中浸以生薑自然汁及蓋而止慢火煮
乾細末一錢七摻舌上漱津下若煩渴則徐食
糜粥忌油膩生冷孫喜書之於冊末幾州鈐轄

苦此病危甚孫爲拯之正用此方數服愈（類編）

驢尿治翻胃

驢尿治翻胃外臺載昔幼年經患此疾每食餅及羮粥等須臾吐出正觀中許奉御兄弟及柴蔣等時稱名醫奉敕令治罄竭其術竟不能療漸至羸憊死在朝夕忽有一衛士云服驢小便極驗日服二合後食唯吐一半晡時又服二合人定時食粥吐即便定迄至今日午時奏之大內五六人患翻胃同服一時俱差此藥稍有毒

服時不可過多盛取及熱服二合病深七日以來服之良驗本事方

乾嘔不吐

粥食湯藥皆吐不停灸手間使二十壯若四肢厥脉沉絕不至者灸之便通此起死之法千金方

霍亂

夫霍亂之起皆由起居之失宜飲食之不節露臥濕地或當風取快溫涼不調清濁相犯風冷之氣歸於三焦傳於脾胃真邪相干水穀不化

便致吐利皆名霍亂其揮霍之間便致撩亂診其脉來代者霍亂又脉代而絕者是證也霍亂脉大者可治微細者不可治脉微而遲氣息少不欲言者不可治養生方云七月食蜜令人暴下雞峯方

醫說卷四

醫說卷第五

心疾健忘

抑情順理

燕居暇日何所用心善養形神周防疾患常存謹畏無失調將食飲之間最爲急務安危所繫智力可分與其畏病而求醫孰若明理以自求與其有病而治以藥孰若抑情而預治情斯可抑理亦漸明能任理而不任情則所養可謂善養者矣防患却疾之要其在茲乎食治通說

心疾

韋綬李蟠俱以心疾廢綬常疑遇毒鎖井而飲李益少而疑病心亦心疾也心靈府也爲外物所中終身不痊多思慮多疑惑病之本也國史補

驚氣入心

治驚氣入心絡瘖不能語蜜陀僧研細服一匕許茶調服遂愈有人因伐薪山間爲狼所逐而得是疾或授以此方亦愈又一軍校採藤于谷逢惡蛇而病其狀正同亦用此藥療之而愈已志

神志恍惚

韓宗武侍父官洋州得異疾與神物遇頗不省人事神志恍惚或食或不食國醫陳易簡教服蘇合香丸後數月所遇者忽不至類編

神氣不寧

明州董生患神氣不寧每卧覺身在牀而神離體驚悸多魘通夕無寐許爲診視詢諸醫作何證曰心病也許曰是肝經受邪非心病也肝藏魂者也遊魂爲變平人肝不受邪故卧魂宿於肝

神靜而得寐今肝經因虗邪氣襲之寃不歸舍
是以卧則揚揚若去體肝主怒故小怒輙劇董
喜曰前此未之聞雖未服藥已覺沉痾去體矣
願求藥法許曰君且持此說與衆醫議所治之
方而徐質之閱旬日復至云醫徧議古今方書
無與病相對者許乃爲處真珠元獨活湯二方
以贈服一月而病悉除其方大體以珠母爲君
龍齒佐之珠入肝經爲第一龍齒與肝同類故
也龍齒虎睛今人例作鎮心藥而不知龍齒安

魂虎睛定魄各言其類也龍能變化故魂遊而不定虎能專靜故魄止而有守當隨其宜而治之方載本事一卷

健忘詩

治心氣不足健忘詩云桂遠人三四天菖地亦同茯苓加一倍日誦萬言通迺官桂遠志人參巴戟天菖蒲地骨皮瑣碎錄

忽不識字

松滋令姜愚無他疾忽不識字數年方稍稍復

舊筆談

治人心昏塞多忘喜誤

七月七日取蜘蛛網着衣領中勿令人知不忘

本草

治惡夢

錢丕少卿忽夜多惡夢但就枕便成輙通夕不止後因赴官經漢上與鄧州推官胡用之相遇驛中同宿遂説近日多夢慮非吉兆胡曰昔嘗如此驚怕特甚有道士教戴丹砂初任辰州推

官求得靈砂雙箭鏃者戴之不涉旬即驗四五年不復有夢至今祕惜因解髻中一絳紗袋遺之即夕無夢神寬安靜真誥及他道書多載丹砂辟惡豈不信然類編

麝枕

置麝枕中可絕惡夢物類相感志

癲疾

素問曰人生而病癲疾者安得知之岐伯曰病名為胎病此得之在母腹中時其母有所大驚

氣上而不下精氣并居故令子發爲癲疾也御覽

又

癲狂之疾何以别荅曰狂之始發少卧少飢自賢自貴妄笑好樂

又

癲者精神不守言語錯亂甚則登高罵詈或至狂走癎者發則仆地嚼舌吐沫手足搐搦或作六畜之聲頃刻則蘇癲者邪入於陰經一曰陽併則狂癲者邪干於心其處方用藥亦皆相類

狂

凡人患癲狂叫喚打人者皆心經有熱當用鎮心藥兼大黃與之瀉數日然後服安神及風藥但得寧靜卽是安樂不可見其瘦弱減食便以温藥補之病必再作戒之戒之緩緩調飲食可也御覽

魘不寤

人眠則魂魄外遊爲邪鬼所魘屈其精神弱者魘則久不得寤乃至氣絕所以須傍人助喚并

以方術治之低聲遠喚即活方（雞峯）

夢

陰盛則夢涉大水恐懼陽盛則夢大火燔灼陰陽俱盛則夢相殺毀傷上盛則夢飛下盛則夢墮飽則夢予饑則夢取肝氣盛則夢怒肺氣盛則夢哭

臥而不寐

老人臥而不寐少壯寐而不寤何也少壯者血氣盛飢肉滑氣道通榮衛之行不失於常故晝

日精夜不寤也老人血氣衰肌肉不滑榮衛之道濇故晝日不能精夜不得寐也

小便如泔

一男子小便日數十次如稠米泔色亦白心神恍惚瘦瘁食減以女勞得之服此桑螵蛸散未終劑而愈安神䰟定心志治健忘小便數補心氣桑螵蛸遠志菖蒲龍骨人參茯神當歸龜甲醋炙以上各一兩爲末每服二錢夜卧人參湯調本草衍義

夜魘

夜魘之人急取梁上塵內鼻中即醒戒以燈照之瑣碎録

暮卧呪

道林曰暮卧常以手撫心上呪曰天靈節榮願得長生五臟君侯願其安寧男一七遍女二七遍長生不病修真秘訣

桑葉止汗

嚴州山寺有一遊僧形體羸瘦飲食甚少每夜

就枕遍身出汗迨旦衣服皆透濕如此二十年無復可療唯待盡耳監寺僧曰吾有藥絕驗爲汝治之三日宿疾頓愈遂併授以方乃單用桑葉一味乘露採摘控焙乾碾爲末二錢空腹温米飲調或值桑落乾者亦堪用但力不如新者按本草亦載桑葉主止汗其說可証辛志

大驚發狂

許叔微本事方云軍中有一人犯法褫衣將受刃得釋神失如癡予與驚氣丸一粒服訖而寐

及覺病已失矣江東張提轄妻因避寇失心已數年予授其方隨愈又黃山沃巡檢妻狂厥踰年更十餘醫而不驗予授其方去附子加鐵粉亦不終劑而愈鐵粉非但化涎鎮心至如摧抑肝邪特異若多恚怒肝邪大盛鐵粉能制伏之素問言陽厥狂怒治以鐵落飲金制木之意也

犯大麥毒

齊州有人病狂每歌曰五靈華蓋曉玲瓏天府由來汝府中惆悵此情言不盡一丸蘿蔔火吾

宮又歌曰踏陽春人間二月雨和塵陽春踏盡秋風起腸斷人間白髮人後遇一道士作法治之乃云夢中見一紅裳少女引入宮殿皆紅紫飾小姑令歌道士曰此正犯大麥毒女則心神小姑脾神也按醫經蘿蔔治麪毒故曰火吾宮即以藥并蘿蔔食之遂愈洞微志

夢遺

有人夢遺精初有所見後來雖夢中無所見日夜不拘常常遺漏作心疾不足服心氣藥無驗

作腎氣虛補腎藥亦無驗醫問患者覺腦冷否應之曰只爲腦冷服駈寒散遂安盖腦者諸陽之會髓之海腦冷則髓不固是以遺漏也有此疾者先去腦中風冷腦氣沖和兼服益心腎藥無不愈者

心脉溢關

王叔和脉訣論曰溢關骨痛心煩燥遍眞子解云心脉盛而溢關則筋緊而骨束是以骨痛師曰筋緊有筋攣之疾豈得骨痛所以心脉盛而

骨痛者心屬火骨屬腎水心脉溢關則水不勝火煎熬得骨痛非筋緊也醫餘同上

瘖

黃帝問曰人有重身九月而瘖此爲何也岐伯對曰胞之絡脉絶也帝曰何以言之岐伯曰胞絡者繫於腎少陰之脉貫腎繫舌本故不能言帝曰治之柰何岐伯曰無治也當十月復

人卧血歸於肝

人卧血歸於肝肝受血而能視足受血而能歩

掌受血而能握指受血而能攝

血脉

脉者血之腑脉實血實脉虛血虛

笑歌狂疾

開元中有名醫紀朋者觀人顏色談笑知病深浅不待診脉帝聞之召於掖庭中看一宫人每日昃則笑歌啼號若狂疾而足不能履地朋視之曰此必因食飽而大促力頓仆於地而然乃飲以雲母湯令熟寐覺而失所苦問之乃言因

大華公主載誕宮中大陳歌吹其乃主謳懼其聲不能清且長喫㹠蹄羹飽而當筵歌大曲曲罷覺胷中甚熱戲於砌臺上高而墜下久而方甦病狂足不能步也明皇雜錄

膈噎諸氣

氣膈

齊王中子諸嬰兒小子病召臣意診切其脉告曰氣膈病病使人煩懣食不下時嘔沫病得之少憂數忔食飲意即爲之作下氣湯以飲之一

日氣下二日能食三日即病愈所以知小子之病者診其脉心氣也濁躁而經也此絡陽病也脉法曰脉來數疾去難而不一者病主在心周身熱脉盛者爲重陽重陽者逿（音唐）心主故煩懣食不下則絡脉有過絡脉有過則血上出血上出死此悲心所生也病得之憂也（史記）

五膈

古今論膈氣乃有五種謂憂膈恚膈氣膈寒膈熱膈也夫胸中氣結煩悶飲食不下羸瘦無力

此乃憂膈心下實滿食不消化噫輒醋心大小便不利此名恚膈胸脇逆滿咽喉閉塞噫聞食臭此名氣膈心腹脹滿欬逆腸鳴食不生肌此名寒膈五心中熱口舌生瘡骨煩體重脣乾口燥背痛胸痺此名熱膈

五噎諸氣婦人多有此疾

此病不在外不在內不屬冷不屬熱不是實不是虛所以藥難取效此病緣憂思恚怒動氣傷神氣積於內氣動則諸證悉見氣靜疾候稍平

手捫之而不得疾之所在目視之而不知色之所因耳聽之而不知音之所發故鍼灸服藥皆不獲效此乃神意間病也頃京師一士人家有此證勸令淨觀內外將一切用心力事委之他人服藥方得見效若不如此恐卒不能安但依此戒兼之灼艾膏肓與四花穴及服此三藥可以必差孫眞人云婦人嗜慾多於丈夫感病倍於男子加以慈戀愛憎疾妬憂恚染着堅牢情不自抑所以爲病根深療之難差雞峯方同上

五噎

噎病亦有五種氣噎憂噎食噎勞噎思噎噎者乃噎塞不通心胸不利飲食不下也各隨其證而治之

靛治噎疾

廣五行記治噎疾永徽中絳州有僧病噎數年臨死遺言令破喉視之得一物似魚而有兩頭徧體悉是肉鱗置鉢中跳躍不止以諸味投鉢中須臾悉化爲水時寺中方刈藍作靛試取少

靛投鉢中此蟲遶鉢畏避須臾化爲水世人以
靛治噎疾良方

糠治卒噎

舂杵頭細糠治卒噎陶隱居云食卒噎不下刮
取舍之即去亦是舂擣義爾天下事理多有相
影響如此也日華子云平治噎煎湯呷本草

病噎吐蛇

華佗行道見一人病噎嗜食而不得下家人車
載欲往就醫佗聞其呻吟駐車往視語之曰向

來道傍有賣餅家蒜虀大酢從取三升飲之病自當差即如佗言立吐蛇一條懸之車邊欲造佗佗尚未還佗家小兒戲門前迎見自相謂曰客車邊有物必是逢我公也疾者前入見佗壁北懸此蛇輩以十數御覽

食飴主噎

吳廷紹爲太醫令烈祖因食飴喉中噎國醫皆莫能愈廷紹尚未知名獨謂當進楮實湯一服疾失去羣醫默識之他日取用皆不驗或扣之

荅曰噎因甘起故以楮實湯治之南唐書

百病生於氣

百病生於氣怒則氣上喜則氣緩悲則氣消恐則氣下寒則氣收炅則氣泄驚則氣亂勞則氣耗思則氣結九氣不同何病之生

天地氣所主

天地之數起於上而終於下歲半之前天氣主之歲半之後地氣主之上下交互氣交主之歲紀畢矣

氣虛氣逆

邪氣盛則實精氣奪則虛氣虛者肺虛也氣逆者足寒也非其時則生當其時則死餘臟皆如此

有餘不足

神有餘有不足氣有餘有不足血有餘有不足形有餘有不足志有餘有不足凡此十者其氣不等

重虛

脉虛氣虛尺虛是謂重虛

寒熱厥

陽氣衰於下則爲寒厥陰氣衰於下則爲熱厥

氣候

五日謂之候五候謂之氣六氣謂之時四時謂之歲

六氣

天氣通於肺地氣通於嗌風氣通於肝雷氣通於心谷氣通於脾雲氣通於腎腸胃爲海九竅

爲水

胃氣五臟之本

五臟皆禀氣於胃胃者五臟之本臟氣不能自致於手太陰必因胃氣

四時五行五臟五氣

天有四時五行生長收藏以生寒暑燥濕風人有五臟化五氣以生喜怒憂悲恐故喜怒傷氣寒暑傷形暴怒傷陰暴喜傷陽

旦暮

平旦人氣生日中陽氣隆日西陽已虛氣門已閉是故暮而收拒無擾筋骨無見霧露反此二時形乃困薄

四時之氣更傷五臟

春傷於風邪氣留連乃爲洞泄木勝脾土故也夏傷於暑秋爲痎瘧秋傷於濕上逆而欬發爲痿厥冬傷於寒春必溫病四時之氣更傷五臟

五臟所藏

心藏神肺藏魄肝藏魂脾藏意腎藏志是爲五

臟所藏　　五臟所傷

久視傷血久卧傷氣久坐傷肉久立傷骨久行傷筋是爲五臟所傷

五臟之脉

肝脉弦心脉鉤脾脉代肺脉毛腎脉石是爲五臟之脉

五入

酸入肝辛入肺苦入心鹹入腎甘入脾是爲五

入

五惡

心惡熱肺惡寒肝惡風脾惡濕腎惡燥是爲五惡

五液

五臓化液心爲汗肝爲淚肺爲涕脾爲涎腎爲唾是爲五液

五主

心主脉肺主皮肝主筋脾主肉腎主骨是爲五

主

五禁

辛走氣氣病無多食辛鹹走血血病無多食鹹
苦走骨骨病無多食苦甘走肉肉病無多食甘
酸走筋筋病無多食酸是爲五禁

汗出

飲食飽甚汗出於胃驚而奪精汗出於心持重
遠行汗出於腎疾走恐懼汗出於肝揺體勞苦
汗出於脾

體有可已之疾

孫思邈居太白山於推步醫藥無不善盧照鄰有惡疾不可爲而問曰高醫愈疾柰何荅曰天有四時五行寒暑迭居和爲雨怒爲風凝爲霜雪張爲虹蜺天常數也人之四肢五臟一覺一寐吐納往來流爲榮衛張爲氣色發爲音聲人常數也陽用其形陰用其精天人所同也失則蒸生熱否生寒結爲瘤贅陷爲癰疽奔則喘乏竭則焦槁發乎面動乎形天地亦然五緯縮贏

孛彗飛流其危沴也寒暑不時其蒸否也石立土踊是其贅瘤山崩土陷是其癰疽奔風暴雨是其喘乏川瀆竭涸是其焦槁高醫導以藥石投以砭劑聖人和以至德輔以人事故體有可已之疾天有可救之災唐書

消渴

渴服八味丸

千金云消渴病所忌者三一飲酒二房室三鹹食及麵能忌此雖不服藥亦自可消渴之人愈

與未愈常須慮患大癰必於骨節間忽發癰疽
而卒予親見友人邵任道患渴數年果以癰疽
而死唐祠部李郎中論消渴者腎虚所致每發
則小便甜醫者多不知其疾故古今亦闕而不
言洪範言稼穡作甘以物理推之淋餳醋酒作
脯法須臾即皆能甜也足明人食之後滋味皆
甜流在膀胱若腰腎氣盛是爲眞火上蒸脾胃
變化飲食分流水穀從二陰出精氣入骨髓合
榮衛行血脉榮養一身其次以爲脂膏其次以

爲血肉也其餘則爲小便故小便色黄血之餘也膀氣者五臟之氣鹹潤者則下味也腰腎旣虛冷則不能蒸於穀氣則盡下爲小便故味甘不變其色清冷則肌膚枯槁也由如乳母穀氣上泄皆爲乳汁消渴病者下泄爲小便皆精氣不實於内則小便數溲溺也又肺爲五臟華蓋若下有暖氣蒸則肺潤若下冷極則陽氣不能升故肺乾即渴易於否卦乾上坤下陽無陰而不降陰無陽而不升上下不交故成否也譬如

釜中有水以火暖之其釜若以板覆則暖氣上騰故板能潤也若無火力水氣則不能上此板則終不能潤也火力者則是腰腎強盛也常須暖補腎氣飲食得火力則潤上而易消亦免乾渴也故張仲景云宜服腎氣八味丸此病與脚氣雖同爲腎虚所致其脚氣始發於二三月盛於五六月衰於七八月凡消渴始發於七八月盛於十一月十二月衰於二三月其故何也夫脚氣壅疾也消渴宣疾也春夏陽氣上故壅疾

發則宣疾愈秋冬陽氣下故宣疾發則墊疾愈也審此二者疾可理也猶如善爲政者寛以濟猛猛以濟寛隨事制度爾仲景云足太陽者膀胱之經也膀胱者腎之腑小便數此爲氣盛氣盛則消穀大便硬衰則爲消渴也男子消渴飲一斗小便亦得一斗宜八味腎氣丸本事方

又

眉山有揭顈臣者長七尺健飲啖倜儻人也忽得消渴疾日飲水數斗食常倍而數溺消渴藥

服之逾年疾日甚自度必死治棺衾屬其子詢於人蜀有良醫張肱隱之子不記其名爲診脉笑曰君幾誤死矣取麝香當門子以酒濡之作十許丸取枳椇子爲湯飲之遂愈問其故張生曰消渴消中皆脾衰而腎敗土不能勝水腎液不上泝乃成此疾今診頦臣脾脉極巨脉熱而腎不衰當由果實與酒過度虛熱在脾故飲食兼人而多飲飲水既多不得不多溺也非消渴也麝香能敗酒瓜果近輙不結而枳椇亦能勝酒

屋外有此木屋中釀酒不熟以其木爲屋其下亦不可釀酒故以二物爲藥以去酒果之毒宋玉云枳枸來巢以其實如鳥乳故能來巢今俗訛謂之雞矩子亦謂之癩漢指頭蓋取其似也嚼之如牛乳小兒喜食之大全集

又

昔有仕宦患消渴醫者謂其不過三十日死棄官而歸半途遇一醫人令急遣人致北梨二擔食盡則差仕宦如其言得之才渴即食未及五

六十枚而病止

仲景治渴

提點鑄錢朝奉郎黄沔久病渴極疲瘁予每見必勸服八味丸初不甚信後累醫不痊讓服數兩遂安或問渴而以八味丸治之何也對曰漢武帝渴張仲景爲處此方盖渴多是腎之真水不足致然若其勢未至於消但進此劑殊佳且藥性温平無害也泊宅編

浮石止渴

交州記曰浮石體虛而輕煑飲止渴

苦酒消渴

卞蘭苦酒消渴時魏明帝信巫女用水方使人持水賜蘭蘭不肯飲詔問其意蘭言治病自當以方藥何信於此帝爲變色而蘭終不服三國志

熱中消中富貴人

多飲數溲曰熱中多食數溲曰消中多喜曰癲多怒曰狂熱中消中皆富貴人也內經

心腹痛

心痛

心藏神心者身之主也其正經爲風邪所乘名眞心痛旦發夕死夕發旦死心有包絡脉是心之别脉爲風冷所乘亦令心痛然乍輕乍盛不至於死又手少陰心之經其氣逆謂之陽虛陰厥亦令心痛其痛引喉是也其心下急痛名脾心痛腹脹而心痛名胃心痛下重而苦泄寒中爲腎心痛又有九種心痛一蟲二疰三風四悸五食六飲七冷八熱九去來此皆邪氣乘於手

少陰之絡邪氣搏於正氣邪正相擊故令心痛診其心脉急者爲痛引背食不下寸口脉沉緊苦心下寒時痛關上脉緊心下苦痛左手寸脉沉則爲陰陽絶者無心脉也苦心下毒痛（雞峯方）

腹痛有數種

有人患腹痛其狀不一有風痛熱痛有冷痛有冷積痛有氣積痛有蟲痛有婦人經脉行而先腹痛有小兒瘡疹出而先腹痛者滿腹虛脹服暖藥無效者此風痛也宜服官局胃風湯火枚

草丸如附子烏頭之類大便祕結小便赤而喜冷飲食者此熱痛也後生宜四順飲老人宜服大麻仁丸皆局方有塊起而腹痛者皆積也冷積則面無色瘦瘁脉沉伏宜於暖藥中用巴豆如官局積氣丸之類氣積多噫氣宜服嘉禾散調氣散五膈寬中散如茴香丁香木香沉香之類食積則多噫酸口出清水惡心宜服京三稜蓬莪朮乾漆之類亦須兼巴豆至於腹中有塊起急以手按之便不見五更心嘈牙關撟硬惡

心而清水出及夢中齘齒者此謂之蟲痛宜服官局化蟲丸如史君子之類又有室女婦人月經行先腹痛此特與諸痛不同只可服四物湯小兒身熱足冷耳及尻骨冷及眼澁者皆瘡疹候必先腹痛蓋疹子先自腸胃中出然後發於外宜服葛根升麻湯及綿煎散之類舒王解痛字云宜通而塞則爲痛此極有理凡痛須通利臟腑乃能隨其冷熱而須用巴豆大黃牽牛此最要法醫餘

大瀉腹痛

有人每日早起須大瀉二行或時腹痛或不痛空心服熱藥亦無效後有智者察之令於晚食前更進熱藥遂安如此常服竟無恙蓋暖藥雖平旦空腹至晚藥力已過一夜陰氣何以敵之於晚間再進熱藥則一夜暖藥在腹遂可以勝陰氣凡治冷疾皆如此

暑月破腹

一曰傷暑二曰傷冷物食瓜果飲水之類三曰

夏季心火旺心經熱則小水不利行大腸謂之水穀不分傷暑而瀉者心躁頭痛作渴宜服香薷飲烏金散傷冷物而瀉者腹痛水瀉穀食不化宜服暖藥如附子及理中丸二氣丹正元丹紫蘇丸之類水穀不分者宜服大順散五苓散二藥專分清濁暑月多此疾故人多用之凡瀉不可急以熱藥止之恐成痢同上

小腹切痛

治腎氣小腹切痛元豐中丞相王郇公小腹痛

不止宣差太醫攻治備至皆不效凡藥至熱如附子硫黄五夜叉丸之類用之亦不差駙馬張都尉令取婦人油頭髪燒如灰細研篩過温酒調二錢即時痛止良方

真心痛

頭心之病有厥痛有真痛手三陽之脉受風寒則名厥頭痛入連在腦者名真頭痛其五臟氣相干名厥心痛其痛甚但在心手足青者名真心痛其真心痛者旦發夕死夕發旦死

脾疼

張思順盛夏調官都城苦熱食冰雪過多又飲木瓜漿積冷于中遂感脾疼之疾藥不釋口殊無退證累歲日齋一道人適一道人曰我受官人供固非所惜但取漢椒二十一粒浸於漿水盌中一宿漉出還以漿水吞之若是而已張如所戒明日椒才下腹即脫然更不復作類編

冰煎理中丸

泗州楊吉老名醫也　徽廟常苦脾疾國醫進

藥俱不效遂召吉老診視訖進藥　徽廟問何藥吉老對以大理中丸　上云朕服之屢矣不驗吉老曰臣所進湯使不同　陛下之疾以食冰太過得之今臣以冰煎此藥欲已受病之源果一二服而愈瑣碎録

心痛食地黄麵

崔元亮海上方治一切心痛無問久新以生地黄一味隨人所食多少擣取汁搜麵作餺飥或作冷淘良久當利出蟲長一尺許頭似壁宫後

不復患劉禹錫傳信方貞元十年通事舍人崔抗女患心痛氣垂絶遂作地黃冷淘食之便吐一物可方一寸以來如蝦蟇狀無目足等微似有口蓋爲此物所食自此頓愈麪中忌用鹽本事方

膀胱氣痛

歙縣尉宋荀甫膀胱氣作痛不可忍醫者以剛劑與之痛愈甚溲溺不通三日許學士視其脉曰投熱藥太過適有五苓散一兩分爲三易其

名用連鬚葱一莖茴香及鹽少許水一盞半煎七分連服之中夜下小便如墨汁一二升臍下寬得睡明日脉已平續用硇砂丸數日愈蓋是疾本因虛得不宜驟進補藥邪之所湊其氣必虛留而不去其病則實故先滌所蓄之邪然後補之本事方

砂石淋

鄞縣尉耿夢得妻苦砂石淋十三年每溺時器中剥剥有聲痛楚不堪詵命採苦杖根俗呼爲

杜牛膝者淨洗碎之凡一合用水五盞煎耗其四而留其一去滓以麝乳香末少許研調服之一夕愈同上

頭垢治淋

頭垢主淋閉不通又主噎亦治勞復本草

諸瘧

瘧名不同

病者發寒熱一歲之間長幼相若或染時行變成寒熱名曰痎瘧寒熱日作夢寐不祥多生恐

怖名曰鬼瘧宜用禁避厭禳之乍寒乍熱乍有乍無南方多病此名曰瘴瘧寒熱善飢而不能食食巳肢滿腹急疞痛病以日作名曰胃瘧六腑無瘧唯胃有者盖飲食飢飽所傷胃氣而成世謂之食瘧飲食不節變成此證有經年不差差後復發遠行久立下至微勞力皆不任名曰勞瘧亦有數年不差百藥不斷結爲癥癖在腹脅名曰老瘧亦名母瘧

又

說文曰瘧寒熱並作也痁熱瘧也痎二日一發

又

凡人患瘧疾皆因傷暑治之之法當用暑藥素問瘧論有三陰三陽辨其證候各隨經而刺之寒多者用温藥熱多者用涼藥不易之法也有積者必腹疼當用巴豆藥去其積有熱者當用小柴胡湯有寒者當用朱砂硫黄大蒜之類然瘧疾住後不可服補藥補之必再作

驢軸治瘧

療瘧無久新發無期者驢尾下軸垢水洗取汁和麵如彈丸二枚作燒餅瘧未發前食一枚至發後食一枚庚志

痁疾

毛崈甫事母葉夫人極孝葉年六十一歲病痁旬餘憂甚每夕禱于北辰拜且泣妹立毋仄恍惚間有告者曰何不服五苓散持一貼付之啓視皆紅色妹曰尋常此藥不如是安可服俄若夢覺以語兄兩醫云此病蓋蘊熱所致當加朱

砂於五苓散內以應神言才服罷痁不復作

又

有宗室以恩添差通判常州郡守不甚加禮遂苦痁疾久而弗愈族人士蘧爲鈐轄素善醫往問正聚語痁作而顛撼掖不醒盡室駭懼蘧云無傷也是中心抑鬱陰陽交戰至於隕厥正四將軍飲子證也先令灼艾灸至四百壯了無蘇意於是急製藥以一大附子炮去皮臍四分之呵子四箇炮去核陳皮四箇全者洗淨不去白

甘草四兩炙各自切碎爲四服用水二盞薑棗各七煎去五之三藥成持飲病者初一杯灌之不納至再稍若吞嚥三則倏起坐四服盡頓愈更不復作一時救急如此凡病痞臨發日逐杯併服無不神效類編

瘧疾

瘧之病侯經論載之詳矣先寒後熱名曰寒瘧先熱後寒名曰温瘧但熱無寒名曰癉瘧但寒無熱名曰牝瘧是皆發作有時若邪氣中於風

府則間日而作邪氣客於頭項則頗日而作氣有虛實邪中異所故有早晚之異然經止論寒温癉瘧所受之因而不及牝瘧又論温瘧癉瘧所舍之藏而不及寒瘧意有互見發明處學者究陰陽之盛衰深思以得之大抵風者陽氣也寒者陰氣也先傷於風後傷於寒即先熱後寒先傷於寒後傷於熱即先寒後熱陰氣先絶陽氣獨發則但熱無寒陽氣先絶陰氣獨發則但寒無熱以温瘧得之於冬邪氣藏於骨髓則知

寒瘧乃得之於夏邪氣客於皮膚腠理之間矣以痺瘧之氣實而不泄且不及於陰則知牝瘧乃氣虛而泄且不及於陽矣是皆不出於陰陽上下交爭虛實更作也又有挾諸溪毒嵐瘴鬼邪之氣亦寒熱羸瘦延引歲月休作有時久不已變成勞瘧或結爲癥瘕者名曰瘧母至於五臟三陽三陰瘧者皆因臟氣偏虛故邪氣乘而舍之其治法合隨其經絡灸刺及所用藥各不同後學宜細詳之類編同上

病有不可補者

病有不可補者一曰瘧疾二曰狂疾三曰水氣四曰脚氣此四疾治得稍愈切不可服暖藥以峻補之如平平補藥亦須於本病上有益乃可

醫餘

癥瘕

癥瘕

癥瘕之狀雖同而不動者爲癥其治有法而可推移者名瘕又病輕於癥瘕不動者必死之候

其發語聲嘶𢹇言語而不出此人食結在腹其
病寒口中常有水出四肢灑又如瘧飲食不能
鬱而又痛此食瘕也

遺積瘕

齊中尉潘滿如病小腹痛臣意診其脉曰遺積
瘕也臣意即謂齊太僕臣饒内史臣繇曰中尉
不復自止於内則三十日死後二十餘日溲血
死病得之酒且内所以知潘滿如病者臣意切
其脉深小弱其卒然合合也是脾氣也右脉氣

口至緊小見瘕氣也以次相乘故三十日死三陰俱搏者如法不俱搏者決在急期一搏一代者逆也故其三陰搏溲血如前止史記

蟯瘕

臨菑女子薄吾病甚衆醫皆以爲寒熱篤當死臣意診其脉曰蟯瘕爲病腹大上膚黃麄循之戚戚然臣意飲以芫花一撮即出蟯可數升病已三十日如故蟯得之於寒濕寒濕氣鬱篤不發化爲蟲臣意所以知薄吾病者切其脉循其

尺其尺索刺麄而毛焦拳髮是蟲氣也其色澤者中藏無邪氣及重病史記

蛇瘕

隋有患者甞飢而吞食則下至胸便即吐出醫作噎疾膈氣翻胃三候治之無驗有老醫任度視之曰非此三疾盖因食蛇肉不消而致斯病但揣心腹上有蛇形也病者曰素有大風甞求蛇肉食風稍愈復患此疾矣遂以芒硝大黃合而治之微泄利則愈醫皆記其驗而知蛇瘕也

米瘕

乾德中江浙間有慎道恭者肌瘦如勞唯好食米闕之則口中清水出情似憂思食米頓便如常衆醫不辯後遇蜀僧道廣處方以雞屎及白米各半合共炒爲末以水一中盞調頓服良久病者吐出如米形遂差病源謂米瘕是也

髮瘕

徐文伯字德秀篤好醫術宋明帝宮人患腰痛牽心發則氣絶衆醫以爲肉瘕文伯視之曰此

髪瘕也以油灌之即吐物如髪稍長引之長三尺頭已成蛇又能搖動懸柱上水瀝盡唯餘一髪而已遂愈名醫録同上

斛二瘕

續搜神記有人能飲茗至一斛二斗忽飲過量數升吐出一物如牛肺以茗澆之容一斛二斗因名曰斛二瘕封演見聞録

食髪致疾

唐書曰甄權弟立言善醫時有尼明律年六十

餘患心腹膨脹身體羸瘦已經二年立言診其
脉曰腹內有蟲當是誤食髮爲之耳因令服雄
黃須臾吐一蛇如人手小指唯無眼燒之猶有
髮氣其疾乃愈

瘕

異苑曰章安有人元嘉中噉鴨肉乃成瘕病胸
滿面赤不得飲食醫令服秫米須臾煩悶吐一
鴨雛身喙翅皆已成就唯左脚故綴昔所食肉
病遂獲差志怪曰有人得瘕病腹晝夜切痛臨

終敉其子曰吾氣絶後可剖視之其子不忍違言剖之得一銅酒鎗容數合許華佗聞其病而解之便出巾櫛中藥以投鎗又即消成酒焉太平御覽同上

鼈癥

景陳弟長子拱年七歲時脅間忽生腫毒隱隱見皮裏一物頗肖鼈形微覺動其轉掣痛不堪忍德興古城村有外醫曰洪豆腐見之使買鮮蝦爲羮以食咸疑以爲瘡毒所忌之味醫竟令

食之下腹未久痛即止喜曰此眞鼈癥也吾求其所好以嘗試之爾乃合一藥如療脾胃者而碾附子末二錢投之數服而消明年病復作但如前補治遂絶根本類編

鼈瘕

鼈瘕者謂腹中瘕結如鼈狀是也有食鼈觸冷不消而生者亦有食諸雜肉得冷變化而成者皆由脾胃氣虚弱而遇冷則不能剋消所致瘕言假也謂其有形假而推移也昔曾有人共奴

俱患鼈瘕奴在前死遂破其腹得一白鼈仍故活有人乘白馬來看鼈白馬遂尿隨落鼈上即縮頭及尋以馬尿灌之即化爲水其主曰吾將差矣即服之果如其言得差巢氏病源

痃癖

夫痃癖之病大同而小異痃者近臍左右成條大者如臂次者如弦之狀癖在兩肋之間有時而痛此皆由陰陽不和經絡痞膈飲食停滯不得宣流邪冷之氣搏結而成也雞峯方

京三稜治癥瘕

昔人患癥瘕死遺言令開腹取之得病塊乾硬如石文理有五色人謂異物竊取削成刀柄後因以刀刈三稜柄消成水乃知此可療癥瘕也

本草

諸蟲

應聲蟲

永州通判廳軍員毛景得奇疾每語喉中必有物作聲相應有道人教令學誦本草藥名至藍

而黙然遂取藍挼汁而飲之少頃吐出肉塊長二寸餘人形悉具劉襄子思爲永倅景正被疾踰年親見其愈 泊宅編

又

陳正敏遯齋閑覽載楊劻中年得異疾每發言應荅腹中有小聲效之數年間其聲寖大有道士見而驚曰此應聲蟲也久不治延及妻子宜讀本草遇蟲不應者當取服之劻如言讀至雷丸蟲忽無聲乃頓服數粒遂愈正敏其後至長

沙遇一丐者亦有是疾環而觀之甚衆因教使服雷丸丐者謝曰其貧無他技所以求衣食於人者唯藉此爾以上皆陳所記予讀唐張鷟朝野僉載云洛州有士人患應聲語即喉中應之以問良醫張文仲張經夜思之乃得一法即取本草令讀之皆應至其所畏者即不言仲乃錄取藥合和爲丸服之應時而止乃知古有是事

百衲居士鈇
圍山叢話

蚘虫

蚘蟲九蟲之數人腹中皆有之小兒失乳而哺早或食甜過多胃虛蟲動令人腹痛惡心口吐清水腹上有青筋火煨史君子與食以殼煎湯送下甚妙然世人多於臨卧服之又無日分多不驗唯是於月初四五間五更服之至日午前蟲盡下可以和胃溫平藥一兩日調理之不可多也凡蟲在人腹中月上旬頭向上中旬橫之下旬頭向下故中下旬用藥即不入蟲口所以不驗也牛馬之生子上旬生者行在母前中旬

生者並肩而行下旬生者後隨之猫之食鼠亦然上旬食上段中旬中段下旬下段自然之理物皆由之而莫知之醫餘

五臟之蟲

心蟲曰蛔脾蟲寸白腎蟲如寸截絲縷肝蟲如爛杏肺蟲如蠶皆能殺人惟肺蟲爲急肺蟲居肺葉之内蝕人肺系故成瘵疾咯血聲嘶藥所不到治之爲難有人説道藏中載諸蟲皆頭向下唯自初一至初五以前頭上行故用藥者多

取月朏以前盖此也如療寸白用良方錫沙蕪荑檳榔者極佳五更服虫盡下白粥將息藥用石榴根濃汁半升下散三錢丸五枚
本事方

九虫之狀

九虫者一曰伏虫長四分為羣虫之長二曰白虫長一寸相生至多其母長至四五丈則殺人二曰肉虫狀如爛杏令人煩滿四曰肺虫其狀如蚕令人咳五曰胃虫狀如蝦蟇令人吐逆嘔噦六曰弱虫狀如瓜瓣令人多唾七曰赤虫狀

如生肉令人腸鳴八曰蟯虫至微細狀如菜虫居洞腸間多則爲痔漏癧疽諸瘡無所不爲九曰蚘虫長一尺貫心則殺人又有尸虫與人俱生狀如犬馬尾或如薄筋依脾而居長三寸許大害於人然多因臟虛寒勞熱而生

諸虫入耳

虫之類能入耳者不獨蜓蚰如壁虱螢火扣頭虫皂角虫皆能爲害有人患腦痛爲虫所食或教以桃葉爲枕一夕虫自鼻出形如鷹嘴人莫

識其名有人蜒蚰入耳遇其極時以頭撞柱至血流不知云痒甚不可忍蜒蚰入耳往又食髓至盡又能滋生凡蟲入耳用生油灌妙（遯齋閑覽）

誤吞水蛭

吳少師在關外嘗得疾數月間肌肉消瘦每日飲食下咽少時腹如萬蟲攢攻且痒且痛皆以爲勞瘵也張銳是時在成都吳遣驛騎招致銳到興元既切脉戒云明日早且忍飢勿啖一物俟銳來爲之計旦而往天方劇暑白請選一健

卒趨往十里外取行路黃土一銀盂而令廚人旋治麵將午乃得食纔放筯取土適至於是温酒一升投土攪其內出藥百粒進於吳飲之覺腸胃掣痛幾不堪忍急登溷鋭寍使别坎一穴便掖吳以行須臾暴下如傾穢惡斗許有馬蝗千餘宛轉盤結其半已困死吳亦憊甚扶憩竹榻上移時方餐粥一器三日而平始信去年正以夏夜出師中塗躁渴命候兵持馬盂挹澗水甫入口似有物焉未暇吐之則徑入喉矣自此

遂得病銳曰虫入人肝脾裏勢須滋生常日遇食時則聚丹田間吮咂精血飽則散處四肢苟惟知殺之而不能掃盡故無益也銳是以請公枵腹以誘之此虫喜酒又久不得上味乘飢畢集故一藥能洗空之耳吳大喜厚賂以金帛送之歸庚志

又

寧國衛承務者唯一子忽得疾羸瘦如削醫以爲瘵疾治療無益醫劉大用問其致疾之因曰

嘗以六月飲娼家醉臥卓上醒渴求水不得前有菖蒲盆水清潔舉而飲之自是疾作劉點喜密遣僕掘田間淤泥以水沃濯取清汁兩盌置几上令隨意飲衛子素厭疾苦不以穢為嫌一飲而盡俄腸胃間攻轉攪刺久之始定續投以宣藥百粒隨即同泄下水蛭六十餘條便覺襟抱豁然劉曰此蓋盆中所誤吞也蛭入人腹藉膏血滋養蕃育種類每粘著五臟牢不可脫然久去汗渠思其所嗜非以此物致之不能集也

然尪羸別以藥調補類編

又

有人因醉薄暮渴飲道傍田水自此忽患胸腹脹滿遍醫不效人亦莫識其病因幹宿客邸夜半思水飲令僕覓之僕夜捫索見有缸數隻疑店主以此貯水遂取一椀與其主飲便覺胸次豁然再索之忽覺臟腑急於店仄空地大瀉一二行平明視之所瀉乃水蛭無數繼看夜來所飲缸水乃主人刈藍作澱者其病頓愈方思前

時渴飲田水不覺誤吞水蛭在腹遂成脹痛之疾乃蛭爲害令人耘田爲此虫所齧以澱塗之無不愈也

苦寸白虫

趙子山字景高寓居邵武軍天王寺苦寸白虫爲撓醫者戒云是疾當止酒而以素所躭嗜欲罷不能一夕醉於外舍歸已夜半口乾咽燥倉卒無措飲適廊廡間有甕水月色下照瑩然可掬即酌而飲之其甘如飴連盡數酌乃就寢迨

曉蟲出盈席覺心腹頓寛宿疾遂愈一家皆驚異驗其所由盖寺僕曰織草屨浸紅藤根水也庚志

又

掘石榴東引根皮洗曝搗細不兼他味隔宿虚其腹凌晨温酒調服妙

又

蔡定夫戡之子康積苦寸白為孽醫者使之碾檳榔細末取石榴東引根煎湯調服之先炙肥

豬肉一大臠寘口中嚥咀其津膏而勿食云此蟲惟月三日以前其頭向上可用藥攻打餘日即頭向下縱有藥皆無益蟲聞肉香咂啖之意故空羣爭赴之覺胷中如萬箭攻攢是其候也然後飲前藥蔡悉如其戒不兩刻腹中雷鳴急登厠蟲下如傾命僕以杖挑撥皆聯綿成串幾長數丈尚蠕蠕能動舉而抛於溪流宿患頓愈始廣其傳以濟後人庚志

誤吞蜈蚣

有村店婦人因用火筒吹火不知筒中有蜈蚣藏焉用以吹火蜈蚣驚迸竄入喉中不覺下胸臆婦人求救人無措手適有人在傍云可討小豬兒一箇切斷喉取血令婦人頓喫之須臾以生油一口灌婦人遂惡心其蜈蚣褁在血中吐出繼與雄黃細研水調服遂愈

蜒蚰及百蟲入耳

蜒蚰入耳取驢乳灌耳中當消成水百蟲入耳以桃葉火熨之卷而塞耳中立出本草

尸虫

柳子厚罵尸虫文云人皆有三尸虫處之腹中伺隱微失誤輒籍記日庚申幸其人之昏睡出讒于帝以求饗以是人多謫過疾癘夭死而醫經亦云能與鬼靈相通常接引外邪爲患害其發作之狀或沉沉默默不的知其所苦而無處不惡或腹痛脹急或磥塊踊起或攣引腰脊或精神雜錯變證多端其病大同而小異雞峯方

酒虫

齊州士曹席進孺招所親張彬秀才爲館舍彬嗜酒每夜必寘數升於床隅一夕忘設焉夜半大渴求之不可得忿悶呼躁俄頃嘔吐一物于地旦起視之見床下塊肉如肝而黄上如蜂窠猶微動取酒沃之唧唧有聲始悟平生酒病根本亟投諸火中後遂不飲丁志

醫說卷第五

醫說卷第六

臟腑泄痢

當暑勿食生冷

當盛暑時食飲加意調節緣伏陰在內腐化稍遲又果蓏園蔬多將生噉蘇水桂漿唯欲冷飲生冷相值尅化尤難微傷即飱泄重傷則霍亂吐利是以暑月食物尤要節減使脾胃易於磨化戒忌生冷免有腹臟之疾雖盛夏冒暑難爲全斷飲冷但尅意少飲勿與生硬果菜油膩甜

食相犯亦不至生病也

辨臓腑下痢

病水泄青白或黄白或米穀不化腸鳴腹痛者此傷冷也爲洞泄寒中又爲霍亂吐瀉其脉細弱而緊宜理中丸平胃散調中湯以温補之盛則金液丹朝真丹主之或藥入則吐出者内陰盛也用湯者當以冷服用丸者以地漿服熱因寒用之法也

病水泄下深黄及有完穀小便赤腹脅但脹滿

而不痛煩燥悶亂渴而喜飲者此傷熱也爲挾熱下利其脉洪大而數宜駐車丸參連散蘗皮湯以和之甚則三黃丸調胃承氣湯挾熱下血者蘗皮湯主之

病泄瀉色黃而有沫腸鳴腹脅脹滿時微作痛者爲冷熱不調其脉沉緊而小數也服熱藥則轉甚戊巳丸香連丸主之下部注悶裏急後重者必欲變膿血利之則愈

病暴泄注下或青白或黃白米穀或化或不化

腹脅或脹或不脹或痛或不痛但噫生熟氣全不思食因與溫補諸藥而後轉有異證者有所傷也此爲飧泄其脉外虛而內實關脉沉且緊也宜消積丸不二丸以化之甚則用備急丸主之右不二丸用砒不可多服曾見醫者有害

又春傷以風夏必飧泄又風氣行於腸胃則暴泄下利其脉浮緩而虛也並宜服羌活安中湯胃風湯荆黄湯訶棃散主之

痢赤白下利或膿多血少或膿少血多皆爲有

積或先救熱泄瀉更服温藥因變膿血下利關脉沉緊按之有力而小疾也並宜先與消化積滯才微利過即以香連丸駐車丸戊巳丸便愈化積滯用消積丸不二丸感應丸淹延惡利用朱粉丹主之集驗方

治赤白痢

有人久患痢赤白兼下或純白或純赤百藥不愈者病久服藥已多治痢多用毒藥攻擊得臟氣不和所以難愈史載之用輕清和氣藥與之

遂愈後來屢有驗其方用罌粟殼蜜炙人參白朮白茯苓川芎甘草炙黄蓍等分爲細末二錢水一盞生薑棗烏梅半箇煎八分温服不以時

久患泄瀉

有人久患泄瀉以暖藥補脾及分利小水百種治之不愈醫診之心脉獨弱以益心氣藥補脾藥服之遂愈蓋心火也脾土也火生土脾之旺賴火之燥心氣不足則火不燥脾土受濕故令泄瀉今益心補脾而又能去濕豈有不效者

又有一種泄瀉作冷作積作心氣不足治之及服硫黃附子甚多皆不效因服火杴丸而愈此腸胃有風冷也胃風湯兼服暖藥亦佳

又有一種脾泄瀉服泰山老李炙肝散而愈乃白芷白术白芍藥桔梗四味也 醫餘

痢有赤白

凡人患痢不問赤白脉小身涼者易安脉大身熱者難差患痢未有不腹痛者皆緣有積也暑積及熱積多患赤痢冷積多患白痢亦有腸胃

有風而患赤痢者有冷熱不調而患赤白痢者
暑積痢可用黄連阿膠丸綿煎散加滑石白痢
可用駐車丸感應丸之類冷熱不調用戊巳丸
巴豆丸子之類綿煎散入滑石治赤痢極有功
又有豆飲子加減亦有功治諸般痢用之每有
效官局靈砂丹亦甚竒此數藥自夏及秋皆不
可闕也同上

罌粟治痢

治痢以罌粟古方未聞今人所用雖其法小異

而皆有奇功或用數顆慢火炙黃爲末米飲下或去粟用殼如上法或以殼五七枚甘草一寸半生半炙大椀水煎取半椀温温呷蜀人山叟曰用殼并去核鼠查子各數枚焙乾末之飲下尤治噤口痢泊宅編

車前止暴下

歐陽文忠公常得暴下國醫不能愈夫人云市人有此藥三文一貼甚效公曰吾輩臟腑與市人不同不可服夫人使以國醫藥雜進之一服

而愈召賣藥者厚遺之求其方乃肯傳但用車前子一味爲末米飲下二錢七云此藥利水道而不動真氣水道利則清濁分穀臟自止矣良方

薑茶治痢

憲宗賜馬總治瀉痢腹痛方以生薑和皮切碎如粟米用一大盞并草茶相等煎服之元祐二年文潞公得此疾百藥不效而予傳此方而愈同上

二藥治痢

鄂渚有統制王存病痢幾年無休無息骨立垂死逢道人令煎四物湯下駐車丸每服一百粒初服此藥減半併服之不數日頓愈近世養生方

治臟腑

肉荳蔻剉作甕子入逼明乳香少許復以末塞之不盡即用麵和少許裹荳蔻煨焦黃爲度三物皆碾末仍以茶末對烹之大全集

半夏益脾止瀉

半夏今人惟知去痰不言益脾盖能分水故也

脾惡濕濕則濡而困困則不能制水經曰濕勝則瀉一男子夜數如厠或教以生薑一兩碎之半夏湯洗與大棗各三十枚水一升甆瓶中慢火燒爲熟水時時呷數日便已

乳煎蓽撥治氣痢

獨異志唐貞觀中張寶藏爲金吾長嘗因下直歸櫟陽路逢少年畋獵割鮮野食倚樹歎曰張寶藏身年七十未嘗得一食酒肉如此者可悲哉傍有僧指曰六十日内官登三品何足歎

也言訖不見寶藏異之即時還京師時太宗苦於氣痢衆醫不效即下詔問殿廷左右有能治此疾者當重賞之寶藏曾困其疾即具疏以乳煎蓽撥方上服之立差宣下宰臣與五品官魏證難之逾月不進擬上疾復發問左右曰吾前飲乳煎蓽撥有功復命進之一啜又平因思曰嘗令與進方人五品官不見除授何也證懼曰奉詔之際未知文武二吏上怒曰治得宰相不妨已授三品官我天子也豈不及汝邪乃厲聲

曰與三品文官授鴻臚卿時正六十日矣其方每服用牛乳半升蓽撥三錢七同煎減半空腹頓服良方

臟腑祕澁

老人臟腑不可用大黄老人津液少所以祕澁更服大黄以瀉之津液皆去定須再祕甚於前只可服寛潤大腸之藥如養生必用方二仁丸是也更用槐花末煎湯淋洗亦妙風藥燥腸又有一種風祕者當用檳榔七聖丸雖有大黄

斟酌服之勿令瀉可也又有婦人産後大便祕
須四五日六七日不通者出血已多津液少也
濃煎紫蘇湯飲一兩盞自通更一日不通服局
方大麻仁丸三十丸醫餘

腸胃流熱

腸胃流熱則糞門暴腫用蝸牛細研塗之則消

腸風痔疾

痔腸風臟毒

痔腸風臟毒一體病也極難得藥亦緣所以致

疾不同雖良藥若非對病固難一槩取效常人酒色飲食不節臟腑下血是謂風毒若釋子輩患此多應飽食久坐體氣不舒而得之乃脾毒也王渙之知舒州下血不止郡人朝議大夫陳宜父令其四時取其方栢葉如春取東枝之類燒灰調二錢服而愈予得方後官贛上以治貳車吳令昇亦即效提點司屬官陳逸大夫偶來問疾吳倅告以用陳公之方而獲安陳君蹙頞曰先人也仍須用側栢爲佳道場慧禪師曰若

釋子恐難用此不若灼艾最妙平直量骨脊與臍平處椎上灸七壯或年深更於椎骨兩傍各一寸灸如上數無不除根者又予外兄劉向爲嚴掾予過之留飲訝其瘦瘠問之荅曰去歲臟毒作凡半月自分必死得一藥服之至今無苦問何藥不肯言再三扣始言只這桌子上有之乃是乾柿燒灰飲下二錢本草曰柿治腸澼解熱毒消宿血有病者宜求之素問腸澼爲痔泊宅編

腸風下血

人患腸風下血者何也人腸皆有脂裹之厚則腸實而安腸中本無血血緣有風或有熱以消其脂腸遂薄滲入身中血初患者必服冷藥而愈服之過當則腸寒而脂愈不生其血必再作凡熱者其血鮮冷者其血青黑察其冷熱用藥可也醫餘

酒利

有人日逐飲酒遂成酒利骨立不食但飲酒一

兩盞利作幾年矣因與香茸丸一兩服遂止蓋
麝能治酒毒

臓毒下血

洛陽一女子年四十六七躭飲無度多食魚蟹
攝理之方蔑如也後以飲啖過常蓄毒在臓日
夜二三十度大便與膿血雜下大腸連肛門痛
不堪任醫以止血痢藥不效又以腸風藥則益
甚蓋腸風則有血而無膿凡如此已半年餘氣
血漸弱食漸減肌肉漸瘦稍服熱藥則腹愈痛

血愈下服稍凉藥則泄注氣羸粥愈減服溫平藥則病不知將朞歲醫告術窮垂命待盡或有人教服人參散病家亦不敢主當謾與服之才一服知二服減三服膿血皆定自此不十服其疾遂愈後問其方云治大腸風虛飲酒過度挾熱下痢膿血疼痛多日不差樗根白皮人參各一兩爲末二錢七空心溫服調下飲酒以溫米飲代忌油膩濕麵青菜果子甘物雞魚蒜等衍義

脫血

臂多青脉曰脱血尺脉緩濇謂之解㑊安卧脉盛謂之脱血卧久傷氣也

癰疽

服石發疽

齊王侍醫遂病自煉五石服之臣意往過之遂請意曰不肖有病幸診遂也臣意即診之告曰公病中熱論曰中熱不溲者不可服五石石之爲藥精悍公服之不得數溲亟勿服色將發癰遂曰扁鵲曰陰石以治陰病陽石以治陽病夫

藥石者有陰陽水火之劑故中熱即爲陰石柔齊治之中寒即爲陽石剛齊治之臣意曰公所論遠矣扁鵲雖言若是然必審診處度量立規矩稱權衡合色脉表裏有餘不足順逆之法參其人動靜與息相應乃可以論論曰陽疾處内陰形應外者不加悍藥及鑱石夫悍藥入中則邪氣辟矣而宛氣愈深診法曰二陰應外一陽接内者不可以剛藥剛藥入則動陽陰病益衰陽病益著邪氣流行爲重困於俞始喻反忿發爲

疽意告之後百餘日果爲疽發乳上入闕盆死此謂論之大體也必有經紀拙工有一不習文理陰陽失矣史記

病疽

齊侍御史成自言病頭痛臣意診其脉告曰君之病惡不可言也即出獨告成弟昌曰此病疽也内發於腸胃之間後五日當癰腫後八日嘔膿死成之病得之飲酒且内成即如期死所以知成之病者臣意切其脉得肝氣肝氣濁而靜

此内關之病也脉法曰脉長而弦不得代四時者其病主在於肝和即經主病也代即絡脉有過經主病和者其病得之筋髓裏其代絶而脉貫者病得之酒且内所以知其後五日而癰腫八日嘔膿死者切其脉時少陽初代代者經病病去過人人則去絡脉主病當其時少陽初關一分故中熱而膿未發也及五分則至少陽之界肝與心相去五分故曰五日盡也及八日則嘔膿死故上二分而膿發至界而癰腫盡泄而死熱上則熏陽

明爛流絡流絡動則脈結發脈結發則爛解故絡交熱氣巳上行至頭而動故頭痛史記

治背瘡

京師人司仲因言里人父患背瘡若負火炭晝夜呼叫其子泣於余遇道人曰子何憂之深也告之道人曰子當求不耕之地遇野人糞爲蟲鳥所殘即以杖去其糞取其下土篩而傳之乃如其言用之立愈父曰豈以氷著吾背邪吾五臟俱寒矣類編

治喉癰

楊立之自廣府通判歸楚州喉間生癰既腫潰而膿血流注曉夕不止寢食俱廢醫者束手適楊吉老來赴郡守招立之兩子走往邀之至熟視良久曰不須看脉已得之矣然此疾甚異須先啖生姜片一斤乃可投藥否則無法也語畢即出子有難色曰喉中潰膿痛楚豈食生姜立之曰吉老醫術通神其言不妄試取一二片啗我如不能進則屏去無害遂食之初時殊爲甘

香稍復加益至半斤許痛處巳寬滿一斤始覺味辛辣膿血頰盡粥餌入口了無滯礙明日招吉老謝而問之對曰君官南方多食鷓鴣此禽好啖半夏久而毒發故以姜製之今病源巳清無服他藥予記唐小說載崔魏公暴亡醫梁新診之曰中食毒僕曰常好食竹雞梁曰竹雞多食半夏苗蓋其毒也命捩生姜汁折齒灌之遂復活甚與此相類類說

治癰疽

房州虞候張進本北方人因送還郡守逢道人買酒與飲得其治癰疽方寄居文録曹子病背瘡醫不能療聞進有此技試呼之進元無手訣但以成藥塗傅未旬日而愈張子温五歲兒生瘡於鬢邊纔又發於腦後證候可憂亦以付進凡所用皆一種不過三夕二者皆平温與之錢而問之進不復有隱謹以告但擇阿膠透徹者一兩水半升煎令消然後入號丹一兩慢火再熬數數攪匀候三五沸乃取出攤令極冷貯於

瓶甖中如用時以毛掃布瘡四面而露其口如瘡未成則遍塗腫處良久自消切勿犯手更無他法雖一切惡瘡皆可傳治不特癰疽也同上

治癰疽方

歙丞胡權在都下遇異人授以治癰疽內托散方曰吾此藥能令未成者速散已成者速潰敗膿自去無用手擠惡肉自去不假刀砭服之之後痛苦頓減其法用人參當歸黃芪各二兩芎藭防風厚朴桔梗白芷甘草各半之皆細末別

入桂末一兩令均每以三五錢熱酒調服以多爲妙不能飲者木香湯調然不若酒服爲奇

療癰毒

向友正元仲之子也淳熙八年爲江陵支使攝公安令癰發於胷臆間拯療半歲弗愈嘗浴罷痛甚委頓而卧似夢非夢見一丈夫微揖而坐傳藥方與之曰用没藥瓜蔞乳香三味酒煎服之且言桃源許輅知縣亦有此方但不用瓜蔞若用速效宜服此友正敬謝即如所戒不終劑

而愈後詣玉泉禱雨瞻壽亭關王像蓋所感夢者因繪祀于家類編

發背無補法

諺云背無好瘡但生於正中者爲眞發背虞奕侍郎背中生小瘡不悟只以藥調補數日不疼不癢又不滋蔓疑之呼外醫灸二百壯巳無及此公平生不服藥一年來唯覺時時手脚心熱疾作既不早治又服補藥何可久也泊宅編

結癰

五臟不和則九竅不通六腑不和則留結爲癰

預療背疽

揚州名醫楊吉老其術甚著某郡一士人狀若有疾厭厭不聊莫能名其何等病苦往謁之楊曰君熱證已極氣血消鑠且盡自此三年當以背疽死不可爲也士人不樂而退聞茅山觀中一道士於醫術通神但不肯以技自名未必爲人致力士人心計交切乃衣僮僕之服詣山拜之願執薪水之役於席下道士喜留寘弟子中

誨以讀經晝夜祗事左右順旨如意歷兩月久
覺其與常隸别呼扣所從來始再拜謝過以實
白之道士笑曰世間那有醫不得底病汝試以
脉示我纔診脉又笑曰汝便可下山吾亦無藥
與汝但日日買好梨喫一顆如生梨已盡則取
乾者泡湯飲之仍食其滓此疾自當平士人歸
謹如其戒經一歲復往楊州楊醫見之驚其顔
貌腴澤脉息和平謂之曰君必遇異人不然豈
有痊安之理士人以告楊立具衣冠焚香望茅

山設拜蓋自咎其學之未至也北瑣夢言載醫者趙鄂云一朝士疾危只有一法請剩喫消梨不限多少如咀嚼不及挨汁而飲或希萬一用其言遂愈此意正同類編

雲母膏愈腸癰

楊介吉老者泗州人以醫術聞四方有儒生李氏子棄業願娶其女以授其學執子壻禮甚恭吉老盡以精微告之一日有靈壁縣富家婦有疾遣人邀李生以往李初視脉云腸胃間有所

苦邪婦曰腸中痛不可忍而大便從小便中出醫者皆以　謂無此證不可治故欲屈子李曰試爲籌之若姑服我之藥三日當有瘳不然非其所知也下小丸子數十粒煎黃芪湯下之富家依其言下膿血數升而愈富家大喜贈錢五十萬置酒而問之曰始切脉時覺芤脉現於腸部王叔和脉訣云寸芤積血在胷中關内逢芤腸裏癰此癰生腸内所以致然所服者乃雲母膏爲丸爾切脉至此可以言醫矣李後以醫科

及第至博士李稙元秀即其從子也 王仲言餘話

釘疽

張嗣伯嘗聞屋中呻吟聲嗣伯曰此病甚重乃往視之見一老姥稱體痛而處處有黯黑無數嗣伯還煑斗餘湯送令服之服訖痛勢愈甚跳投床者無數須臾所黯處皆拔出釘長寸許以膏塗瘡口三日而復云此名釘疽也 史記

癰瘡

唐李勣嘗疾醫診之云得鬚灰服之方止太宗

遂自翦髭燒灰賜服之復令傅癰瘡立愈故白樂天云翦鬚燒藥賜功臣　仁宗皇帝賜呂夷簡古人有語髭可治疾今朕翦鬚與之合藥表朕意也

脚氣

脚氣痞絕

唐柳柳州纂救死三方云元和十二年二月得乾脚氣夜半痞絕左脅有塊大如石且死因大寒不知人三日家人號哭滎陽鄭洵美傳杉木

湯服半食頃大下三次氣通塊散用杉木節一大升橘葉一升無葉以皮代大腹檳榔七箇合而碎之童子小便三大升共煮一升半分二服若一服得快利停後服已前三死皆死矣會有教者皆得不死恐他人不幸有類予病故傳焉

本事方

脚氣無補法

脚氣乃風毒在內不可不攻故先當瀉之

脚心如中箭

道士王裕曰有忽患脚心如中箭發歇不時此腎之風毒瀉腎愈泊宅編 同上

脚氣

今人謂之脚氣者黃帝所謂緩風濕痺也千金云頑弱名緩風疼痛爲濕痺

治閉結并脚氣

饒醫熊彥誠年五十五歲病前後便溲不通五日腹脹如鼓同輩環視皆不能措力與西湖妙果僧慧月相善遣信邀致訣別慧月驚馳而往

過釣橋逢一異客風姿瀟灑出塵揖之曰方外高士何孑孑走趨如此慧月曰一善友久患閉結勢不可療急欲往問客曰此易事也待奉施一藥即脱靴入水探一大螺而出曰事濟矣持抵其家以鹽半匕和殼生搗碎置病者臍下一寸三分用寬帛緊繫之仍辦觸器以須其通慧月未深以爲然姑巽謝之熊昏不知人妻子聚泣諸醫知無他策謾使試之曾未安席砉然暴下醫愧歎而散慧月歸訪異人無所見矣熊後

十六年乃終白石董守約以脚氣攻注爲苦或教之搥數螺傅兩股上便覺冷氣趨下至足既而亦安編類

附船愈脚氣痛

顧安中廣德軍人久患脚氣筋急腿腫行履不得因至湖州附船中有一袋物爲腿酸痛遂將腿閣袋上微覺不痛及筋寬而不急乃問梢人袋中何物應曰宣瓜自此脚氣頓愈名醫録

脚躄

有人病兩脚躄不能行舉詣佗佗望見云已飽針灸服藥矣不須復看脉便使解衣點背數十處相去或一寸或五寸縱邪不相當言灸此各十壯灸創愈即行後灸處夾脊一寸上下行端直均調如引繩也漢書華佗傳

旋復根汁能續筋

筋斷復續者取旋復根絞取汁以筋相對取汁塗而封之即相續如故蜀兒如逃走多刻筋以此續之百不失一

漏

時康祖心漏

時康祖大夫患心漏二十年當胷數竅血液長流屢訪名醫皆云不可治或云竅多則愈損閉此則慮穴他岐當存其一二猶爲上策坐此形神枯瘁又積苦腰痛行則傴僂不飲酒雞雞魚蟹蛤之屬亦皆不向口淳熙四年通判温州郡守韓子温見而憐之爲檢聖惠方載腰痛一門冷熱二證示之使自擇康祖報曰康祖年老久

羸安敢以爲熱始作寒冷治療取一方用鹿茸者服之踰旬痛減仍覺氣宇和暢遂一意專服悉屏他藥洎月餘腰屈復伸無復呼痛心漏亦愈以告醫者皆不能測其所以然後九年康祖自鎮江通判湍秩造朝訪子温則精力倍昔飲饍無所忌步履輕捷云漏愈之後日勝一日子温書吏吳汝弼亦苦是疾使就求藥服之旬有二日而差其方本只治腰痛用鹿茸去毛酥炙微黄附子炮去皮臍皆二兩鹽花三分爲末棗

肉丸三十丸空心酒下妙已

鱔魚覆漏

馬提刑記醫先祖忠肅公天聖中以工部尚書知濠州家有媪病漏蓋十餘年一日老兵掃庭下且言前數日過市有醫自遠來道瘡漏可治特頃刻之力耳媪曰吾更醫多矣不信也其黨有以白忠肅公者即爲召醫視之曰可治無疑須活鱔一條竹針五七枚醫乃擲鱔於地鱔困屈盤就盤以竹針貫之覆瘡良久取視有白蟲

數十如針著鱔醫即鈐置杯水中蠕動如線復
覆之又得十餘枚如是五六醫者曰蟲固未盡
然其餘皆小蟲竟請以常用藥傅之時家所有
檳榔黃連爲散傅之醫未始用藥明日可以乾
艾作湯投白礬末二三錢洗瘡然後傅藥蓋老
人血氣冷必假艾力以佐陽而艾性亦能殺蟲
也如是者再即生肌不一月當愈旣而如其言
醫曰瘡一月不治則有蟲蟲能蠕動氣血亦隨
之故瘡漏不可遽合則結痛實蟲所爲又曰人

每有疾經月不痊則必僃憊虛勞婦人則補脾血小兒則防驚疳二廣則并治瘴癘醫無名於世而治疾有效亦良醫也又其言有理故併録之

良方

鱔漏

有人脚肚上生一瘡久遂成漏凡經二年百藥不效自度必死一村人見之云此鱔漏耳但以石灰二三升百沸湯泡薰洗如覺瘡痒即是也病者如其言用灰湯淋洗果痒竟用此洗不三

兩次遂乾

蟻漏

有婦人項下忽生一塊腫漸緣至妳上腫起莫知何病偶用刀刺破出清水一椀日久瘡不合有道人見之曰此蟻漏爾緣喫飯悮食蟻得此詢婦人云當來喫飯時羣蟻緣飯上逐之用湯泡喫往往有死蟻在中不覺食之道人云此易治但用穿山甲數片燒存性爲末敷瘡上遂愈盖蟻畏穿山甲故也

犬齧瘤得針

處士蒯亮言其所知額角患瘤醫爲剖之得一黒石碁子巨斧擊之終不傷缺復有足脛生瘤者因至親家爲猘犬所齧正齧其瘤其中得爲針百餘枚皆可用疾亦愈稽神録

灸鼠漏

柳休祖者善卜筮其妻病鼠瘤積年不差垂命休祖遂卜得頤之復按卦合得姓石人治之當獲鼠而愈也既而鄉里有奴姓石能治此病遂

灸頭上三處覺佳俄有一鼠逕前而伏呼犬咋之視鼠頭有三灸處妻遂差拾遺記

李生虱瘤

浮梁李生得癢疾隱起如覆盂無所痛苦背唯奇癢不可忍飲食日以削無能識其爲何病醫者秦德立見之曰此虱瘤也吾能治之取藥傅其上又塗一綫帶繞其圍經夕瘤破出虱斗許皆蠢蠕能行動即日體輕但一小竅如箸端不合時時虱涌出不勝計竟死予計唐小說載賈

魏公鎮滑臺日州民病此魏公云世間無藥可療唯千年木梳燒灰及黃龍浴水乃能治爾正與此同

腫瘻

病腫

先痛而後腫氣傷形也先腫而後痛形傷氣也風勝則動熱勝則腫燥勝則乾寒勝則浮濕勝則濡

腫

釋名曰腫鍾也寒熱氣所鍾聚也太平御覽

陰腫如升

治男子陰腫大如升核痛人所不能治者擣馬鞭草塗之

小兒陰腫

小兒陰囊忽虛腫痛以生甘草湯調地龍糞輕輕塗之

小兒熱毒遊腫

破草鞋人亂髮燒灰醋和傅治熱毒遊腫本草

婦人陰腫堅硬

用枳實半斤碎炒令熟故帛裹熨冷則易之同上

脚腫

有男子六十一歲脚腫生瘡忽食猪肉不安醫以藥利之稍愈時出外中風汗出後頭面暴腫起紫黒色多睡耳輪上有浮泡小瘡黄汁出乃與小續命湯加羌活一倍煎服之遂愈本草衍義

背腫

楊愔患背腫馬嗣明以鍊石塗之便差鍊石法

以爐黄色石如鵞鴨卵大猛火燒令赤内醇醋
中自有石屑落頻燒至石盡屑曝乾擣篩醋和
塗腫上無不愈

傅腫

仁宗在東宫苦腮腫用赤小豆末傅之遂愈或
云可療發背洞微志

癭

説文曰癭頸瘤也典術曰服食天門冬治癭除
百病太平御覽

井錫鎮癭

汝州人多病頸癭彼境地饒風沙沙入井中飲其水則生癭故金房間人家井以錫爲井欄皆以夾錫錢鎮之或沉錫其中則飲者免此患華亭有一老僧昔行脚河南管下寺僧僮僕無一不病癭時有洛僧共寮每食取携行苔脯同餐經數月僧項癭盡消若未嘗病寺僕歎訝乃知海岸鹹物能除是疾癸志

中毒

中仙茅附子毒

鄭長卿資政說少時隨父太宰官懷州一將官服仙茅遇毒舌脹出口漸大與肩齊善醫環視不能治一醫獨曰尚可救少緩無及矣取小刀剺其舌隨破隨合剺至百數始有血一點許醫喜曰無害也舌應時消縮小即命煑大黄朴硝數椀連服之并以藥末摻舌上遂愈又盖諒郎中說其兄說因感疾醫盧生勸服附子酒每生切大附二兩浸以斗酒旦起輙飲一杯服之二

十年後再爲陜西漕使諒自太學歸過之南樂縣拉同行中途曉寒詵飲一杯竟復令温半杯比酒至自覺微醉乃與妻使飲行數里妻頭腫如斗脣裂血流下駐路傍呼隨行李職醫告之李使黑豆菉豆各數合生嚼之且煎湯併飲至曉腫始消詵仍服之不輟到長安數月失明遂致仕時方四十二歲

中蕈毒

崇寧間蘇州天平山白雲寺五僧行山間得蕈

一叢甚大摘而煮食之至夜發吐三人急採鴛鴦草生啖遂愈二人不甚肯啖吐至死此草藤蔓而生對開黃白花傍水依山處皆有之治癰疽腫毒尤妙或服或傅皆可令人謂之金銀花又曰老翁須本草名爲忍冬並出已志

中鱔鼈蝦蟆毒

頃有一士人好食鱔魚及鼈與蝦蟆嘗云此三物不可殺大者有毒殺人蝦蟆小者亦令人小便祕臍下蔽疼有至死者宜以生豉一大合投

新汲水半椀浸令豉水濃頓服之即差茅亭客話

中豆腐毒

人有好食豆腐因中其毒醫治不效偶更醫醫至中途適見做豆腐人家夫婦相爭因問之云今早做豆腐妻悞將蘿蔔湯置腐鍋中今豆腐更就不成蓋腐畏蘿蔔也醫得其說至病家凡用湯使率以蘿蔔煎湯或調或嚥病者遂愈

諸果有毒

諸果有毒桃杏雙仁有毒五月食未成核果令

人發癰疽癬及寒熱又秋夏果落地爲惡虫緣食之令人患九漏桃花食之令人患淋李仁不可和雞子食患内結不消本草衍義

中斑鳩毒

浙人王夫人忽日面上生黑斑數點日久滿面俱黑遍求醫治不效忽遇一草澤醫云夫人中食毒爾某治之一月平復後覔其方止用生姜一斤切碎研汁將滓焙乾却用姜汁煑糊元問其故云夫人日食班鳩蓋此物日嘗食半夏苗

是以中其毒故用生姜以解之名醫錄

中蜈蚣毒

有中蜈蚣毒者以烏雞屎水調塗咬處大蒜塗亦效又畏蛞蝓不敢過所行之路觸其身即蜈蚣死故取以治蜈蚣毒桑汁白鹽塗亦效本草衍義

藥反中毒

治諸藥相反中毒用蠶退燒灰細研一錢冷水調下頻服取效雖面青脉絕腹脹吐血服之即活

中魚毒

虞侍郎蘇州人平生喜食生魚鱠中年病腹堅倒身不得每發疼痛幾死累治不效一善醫切脉曰侍郎右關脉伏伏爲積聚有生冷之積成癥在腹則疼不可忍可以藥取之令用橄欖汁吞丸子藥數粒晚下利一盆許是魚鱠縷前一截皆成魚矣從此遂安名醫錄

中蒿菜毒

王舜求云蒿菜出咼國有毒百虫不敢近蛇虺

過其下誤觸之則目瞋不見物人有中其毒者唯生姜汁解之邂齋閑覽

魚鱿遇蠱毒

南海魚有石首者蓋魚枕也取其石治以爲器可載飲食如遇蠱毒器必曝裂其效甚著福唐人製作尤精人但玩其色而鮮能識其用同上

中酒毒

飲酒中毒經日不醒者用黑豆一升煮取汁温服一小盞不過三服即愈今人謂之中酒是也

服食反悞方

天蛇毒

太子中允關杞曾提舉廣南西路常平倉行部邕管一吏人爲虫所毒舉身潰爛有一醫言能治使視之曰此爲天蛇所螫疾已深不可爲也乃以藥傅其創有腫起處以鉗拔之有物如蛇凡取十餘條而疾不起又予家祖塋在錢塘西溪嘗有一田家忽病癩通身潰爛號呼欲絕西溪寺僧識之曰此天蛇毒爾非癩也取木皮煑

飲一斗許令其恣飲初日疾減半兩三日頓愈驗其木乃今之秦皮也然不知天蛇何物或云草間黄花蜘蛛是也人遭其螫仍爲露水所濡乃成此疾露涉者亦當戒也筆談

中挑生毒

興化人陳可大知肇慶府肋下忽腫起如生癰癤狀頃刻間其大如盌識者云此中挑生毒也俟五更以菉豆細嚼試若香甜則是已而果然乃擣川升麻爲細末取冷熟水調二大錢連服

之遂洞下瀉出生葱數莖根鬚皆具腫即消縮煎平胃散調補且食白粥後亦無它又雷州民康財妻爲蠻巫林公榮用雞肉挑生値商人楊一者善醫療與藥服之才食頃吐積肉一塊剖開筋膜中有生肉存已成雞形頭尾觜翅悉肖似康訴于州州捕林置獄而呼楊生令具疾證用藥其畧云凡喫魚肉瓜果湯茶皆可挑初中毒覺胸腹稍痛明日漸加攪刺滿十日則物生能動騰上則胸痛沉下則腹痛積以瘦悴此其

候也在上膈則取之其法用熟茶一甌投膽礬半錢於中候礬化盡通口呷服良久以雞翎探喉中即吐出毒物在下膈即瀉之以米飲下鬱金末二錢毒即瀉下乃擇人參白术各半兩碾末同無灰酒半升納瓶内慢火熬半日許度酒熟取溫溫服之日一盞五日乃止然後飲酒如其故丁志

誤飲蛇交水

陳齋郎湖州安吉人因步春渴掬澗水兩口嚥

之數日覺心腹微痛日久疼甚服藥無效醫診之云心脾受毒今心脉損甚齋郎荅云去年步春渴飲澗水得此醫云齋郎喫却蛇交水蛇在澗邊遺下不淨在澗水内蛇已成形在齋郎腹中食其心而痛也遂以水調雄黄服下果下赤蛇數條皆能走也名醫錄

中蜘蛛毒

治蜘蛛咬一身生絲羊乳一物飲之貞元十年崔員外從質云目擊有人被蜘蛛咬腹大如孕

婦其家棄之乞食於道有僧遇之教飲羊乳未幾日而平本草

中山雞鷓鴣毒

南唐相馮延巳苦腦中痛累日不減太醫令吳廷紹密詰厨人曰相公平日嗜何等物對曰多食山雞鷓鴣廷紹曰吾得之矣投以甘豆湯而愈蓋山雞鷓鴣皆食烏頭半夏故以此解其毒出南唐書

中石班魚子毒

誤喫石班魚子吐不止者取魚尾草研汁服少許立止（魚尾草又名樚木根形似黃荊八月間開紫花成穗葉似水楊無大樹經冬不凋漁人用以藥魚）

地漿治菌毒

四明温台間山谷多生菌然種類不一食之間有中毒往往至殺人者蓋蛇毒氣所薰蒸也有僧教掘地以冷水攪之令濁少頃取飲皆得全活此方見本草陶隱居注謂之地漿亦治楓樹菌食之笑不止俗言食笑菌者居山間不可不

知此法

解毒

解蠱毒呪并方

頃有朝官與一高僧西遊道由歸峽程頗荒遠日過中餒甚抵小村舍聞其家畜蠱而勢必就食去住未判僧曰吾有神呪可無憂也食至僧閉目誦持俄見小蜘蛛延縁盌吻僧曰速殺之於是竟食無所損其呪曰姑蘇啄摩耶啄吾知蠱毒生四角父是穹窿窮母是舍耶女眷屬百

萬千吾今悉知汝摩訶薩摩訶是時同行者競傳其本所至無恙別傳解毒方用豆豉七粒巴豆去皮二粒入百草霜一處研細滴水丸菉豆大以茅香湯吞下七丸又泉州一僧治金蚕毒云才覺中毒先吮白礬味甘而不澁次嚼生豆不腥者是也但取石榴根皮煎汁飲之即吐出活蟲無不立愈李晦之云以白礬茶牙擣爲末冷水服凡一切毒皆可治併載于此以貽後人幸志

解砒毒

凡人誤服生砒唯單飲生油以吐爲度則其毒氣自消不能爲害

治蠱毒

嘉祐中范吏部道爲福州守日揭一方於石云凡中蠱毒無論年代遠近但煮一鴨卵插銀釵於内併噙之約一食頃取見釵卵俱黑即中毒也其方用五倍子二兩硫黄末一錢甘草三寸一半炮出火毒一半生丁香木香麝香各十文

輕粉三文糯米二十粒共八味瓶内水十分煎取七候藥面生皺皮爲熟絹濾去滓通口服病人平正仰卧令頭高覺腹中有物衝心者三即不得動若出以盆桶盛之如魚鰾之類乃是惡物吐罷飲茶一盞瀉亦無妨旋煮白粥補忌生冷油膩鮓醬十日後服解毒圓三兩丸經旬平復丁木斛三香價嘉祐中十文今言之數倍乃可爾 類編

解藥毒

王仲禮嗜酒壯歲時瘡痘發於鼻延于顴心甚惡之服藥弗效僧法満使服何首烏丸當用二斤適墳僕識草藥乃掘得之其法忌鐵器但入砂鉢中藉黑豆蒸熟既成香味可人念所蒸水必能去風澄以頮面初覺極熱漸加不仁至晚大腫眉目耳鼻渾然無別望之者莫不驚畏王之母高氏曰凡人感風癩非一日積吾兒遇毒何至於是吾聞生姜汁赤小豆能解毒山豆根黑蚌粉能消腫亟命僕擣捩姜汁以三味爲末

謂傳之中夜腫退到曉如初蓋先採何首烏擇焉不精爲狼毒雜其中以致此撓也（同上）

解毒

凡中藥毒及一切諸毒從酒得者難治言酒性行諸血脉流徧身體也因食得者易治言食與藥俱入於胃胃能容雜毒又逐大便泄出毒氣毒氣未流於血脉故易愈也解諸食毒爛嚼生甘草嚥之則毒吐出（瑣碎録）

蟹解漆毒

乾道五年襄陽有刼盜當死而特旨貸命黥配者州牧慮其復爲人害既受刑又以生漆塗其兩眼囚行到荆門已盲不見物寄禁長林縣獄以待傳送適有村叟以事在獄中憐而語之曰汝明日去時倩防送者往蒙泉石穴尋石蟹搗碎之濾汁滴眼内漆當隨汁流散瘡亦愈矣如其言訪得一小蟹用之留三日而行目睛如初畧無少損予妹壻朱晞顔時以當陽尉攝邑令親見之丙志

獸能解藥毒

名醫言虎中藥箭食清泥野豬中藥箭豗薺苨而食雉被鷹傷以地黃葉帖之又礜石可以害鼠張鷟嘗試之鼠中如醉亦不識人知取泥汁飲之須臾平復鳥獸虫物猶知解毒何況人乎被矢中者以甲虫末傅之

蛛爲蜂螫

處士劉易隱居王屋山嘗於齋中見大一蜂罥于蛛網蛛搏之爲蜂所螫墜地俄頃蛛鼓腹破

裂徐徐行入草嚙芋梗微破以瘡就嚙處磨之良久腹漸消輕躁如故自後人有爲蜂螫者挼芋梗傅之而愈

保靈丹

徃時川蜀俗喜行毒而成都故事歲以天中重陽時開大慈寺多聚人物出百貨其間號名藥世者於是有於窻隙間呼貨藥一聲識其意亟投以千錢乃從窻隙度藥一粒號解毒丸或一粒可救一人命夫迹既叵測故時多疑出於神

仙政和間　祐陵以仁聖惠天下嘗即上清寶籙宮之前新作兩亭左曰仁濟主給藥治疾苦右曰輔正主符水除邪鬼因遂詔海內凡藥之治病彰彰有聲者悉索其書方而上之焉於是成都守臣監司奉命相共窮其狀乃得售解毒丸家蓋世世懼行毒者爲讐害故匿其迹非有所謂神仙者既據方脩治得其合即并藥奏御下殿中省上曰朕自施天子所服御以濟元元毋煩其司也繇是殿中省羣醫諸師驗其方則

王氏博濟方之保靈丹爾當是時猶子行適領殿中監事故獨得其詳吾落南來用是藥嘗救兩人食胡蔓草毒得不死蓋不可不書百衲居士鐵圍山叢談

醫說卷第十八

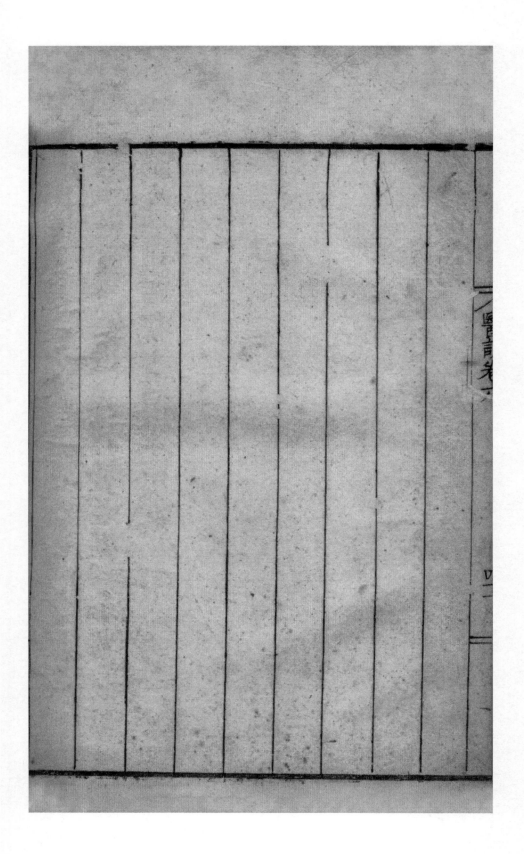

醫說卷第七

積

傷滯用藥不同

人之臟腑皆因觸冒以成疾病而脾胃最易受觸蓋日用飲食稍或過多則停積難化冷熱不調則吐嘔泄痢膏粱者爲尤甚蓋口腹恣縱不能謹節近用消化藥或論飲食既傷於前難以毒藥反攻其後不復使巴豆硇砂等藥止用麴蘖之類不知古今立方用藥各有主對麴蘖止

能消化米穀如肉食有傷則非碙砂阿魏等藥
不能治也至於魚蟹過傷則須用橘皮紫蘇生
薑菓菜有傷則湏用丁香桂心水飲傷則湏用
牽牛芫花固不可一槩論也必審其所傷之因
對用其藥則無不愈其間輕重則隨患人氣血
以增之而已又有一等虛人沉積不可直取當
以蠟匱其藥蓋蠟能粘逐其病又可久留腸胃
間又不傷氣能消磨至盡也又有脾氣偏虛飲
食遲化者止宜助養脾胃則自能消磨不須用

尅化藥耳病久成積聚癥瘕者則須用三稜鼈甲之類寒冷成積者輕則附子厚朴重則礬石硫黃瘀血結磈者則用大黃桃仁之類醫者宜審詳之雞峯方

物能去積

厨家索粉與掉粉不得近杏仁近之則爛頃有一兵官食粉多成積師以積氣丸杏仁相半細研爲丸熟水下五丸數服愈

摭醫新說中有一人食黃鶴子過多因食鵝子

羹遂愈

有傷粽子成積用麴末加少木香為散鹽湯調數日口中聞酒香其積遂散三說醫餘

食藥

凡人服食藥一例須用巴豆是大不然養生必用方主張青木香丸亦未是也巴豆去積牽牛利水不可一槩用且如傷食米麪之類當用神麴麥蘖傷肉當用阿魏氣不快當用丁木香青陳皮磨積塊用三稜蓬术取熱積用大黃苓積

用巴豆痰積用牽牛血積用乾漆此其大畧也更以意推之同上

治積用藥

大抵治積或以所惡者攻之以所喜者誘之則易愈如硇砂水銀治肉積神麯麥蘖治酒積水蛭虻蟲治血積木香檳榔治氣積牽牛甘遂治水積雄黃膩粉治涎積礞石巴豆治食積各從其類也若用群隊之藥分其勢則難取效許嗣宗所謂獵不知兎廣絡原野冀一人獲之術亦

疎矣須是認得分明是何積聚然後增加用藥不爾反有所損嗣宗自謂不著書在臨時變通也本事方

攧撲打傷

墮馬

齊中郎破石病淳于意診其脉告曰肺傷不治當後十日丁亥溲血死即後十一日溲血而死破石之病得之墮馬僵石上所以知破石之病者切其脉得肺陰氣其來散數道至而不一也

色又乘之所以知其墮馬者切之得番陰脈番陰脈入虛裏乘肺脈肺脈散者固色變也乘之所以不中期死者師言曰病者安穀則過期不安穀則不及期其人嗜黍黍主肺故過期所以溲血者診脈法曰病喜養陰處者順死喜養陽處者逆死其人喜自靜不躁又久安坐伏几而寢故血下泄史記

治臂臼脫

許元公入京師赴省試過橋墮馬右臂臼脫路

人語其僕曰急與掇入臼中若血漬臼則難治
矣僕用其說許巳昏迷不覺痛遂僦轎舁歸邸
或曰非録事田馬騎不能了此疾急召之至巳
入暮秉燭視其面曰尚可治乃施藥封腫處至
中夜方甦逹旦痛止去其封損處巳白其青瘀
乃移在臼上自是日日易之腫直至肩背於是
以藥下之瀉黑血三升五日復常遂得赴試葢
用生地黄研如泥木香爲細末以地黄膏攤紙
上摻木香末一層又再攤地黄貼腫上此正治

打撲傷損及一切癰腫未破令内消云（類說）

龜獻奇方治傷折

治腕折傷筋損疼痛不可忍用生地黄一斤切藏瓜薑糟一斤生薑四兩切右都炒令均熱以布裹罨傷折處冷則易之曾有人傷折宜用生龜尋捕一龜將殺患人忽夢見龜告言曰勿相害吾有奇方可療夢中授此方（本事方）

打撲傷損

打撲傷損瘀血凝滯氣因不行關竅皆不通大

便必閉壯者可服洗心散老弱者可服七聖檳
榔丸凡有此證須問臟腑所打處疼痛若傷處
大痛大便三兩日不通然後可下前二藥若大
便不閉傷處不甚猛痛則不可服宜服没藥乳
香當歸之類醫餘

又

長安石史君嘗至通衢有從後呼其姓第者曰
吾無求於人念汝有難故來救汝出一紙卷授
石曰有難則用之乃治折傷内外損方書也明

年因趨朝坐馬爲它馬所踶折足墜地又蹋一臂折家人急合此藥且灌且褁至夜半痛止後手足皆堅牢如未傷時方本出良方用川當歸鈆粉各半兩鵬砂二錢同研令細濃煎蘇木汁調服一大匕損在腰以上先喫淡粥半盞然後服藥在腰以下即先服後食仍頻頻呷蘇木汁別作糯米粥入藥末拌和攤紙上或絹上封褁傷處如骨碎用竹木夾定仍以紙或衣物包之其妙如此故表而出之

又

汀州瀝口市民陳公誦觀音甚誠慶元初出行擷折一足忍痛叫菩薩越三晝夜夢一僧拄杖持鉢登門問所苦陳曰不幸折一足貧無力訪醫只得告佛僧曰不用過憂吾有一方接骨膏正可治汝便買菉豆粉於新鐵鍋内炒令真紫色旋汲井水調成稀膏然後厚傅損處須教徧滿貼以白紙將杉木縛定其效如神不必假它劑也語訖僧忽不見陳亦寤如方修製用之則

愈

又

紹熙五年秋湖口人林四因日暮馳馬顛墜折一足骨斷招外醫莫肯治經旬痛甚偶一道人過門聞其聲而問故入視曰續筋接骨非敗龜殼不可此却難得要生者甚易道人曰但得殼足矣生與敗等也語訖卽退林招衆醫議之皆云一足所傳多少龜殼灰可辨兹去五里許江畔一大龜身闊二尺常跧伏泥中捕而脫其殼

焼灰傳損處計其收效賢於小者百數也時巳
昏暮未暇遣僕半夜後鄰室張翁者夢烏衣人
來訪自通爲江畔老龜衰投甚切云林四折足
醫欲殺吾取殼以療傷望一言救護張謝曰老
夫愚鈍如何施力烏衣云只煩丈人詰林氏諭
衆醫曰往日曾有龜傳一方於人而贖命者用
淹藏瓜糟罨斷處次將杉板夾縛定方書亦嘗
記載如更增赤小豆一味拌入糟中然後板夾
不過三日即十全安愈顧翁便爲告之異日當

圖報遂去黎明張如所戒林與醫皆喜而從之
應期而驗類編

熱葱涕愈傷指

崔給事頊在澤潞與李抱貞作判官李相方以毬杖按毬子其軍將以杖相格乘勢不能止因傷李相拇指并爪甲擘裂遽索金瘡藥裹之強坐頻索酒飲至數盃已過量而面色愈青忍痛不止有軍吏言取葱新折者便入溏灰火煨熟剝皮擘開其間有涕取罨損處仍多煨取續續

易熱者凡三易之面色却赤斯須云已不痛凡十數度易用熱葱并涕裹纏遂畢席笑語本事方

打撲傷

自然銅有人飼折翅鴈後遂飛去今人打撲傷研極細水飛過同當歸沒藥各半錢酒調頓服仍以手摩痛處本草衍義

墮馬折足

定州人崔務墮馬折足醫令取銅末和酒服之遂瘥平及亡後十餘年攺葬視其脛骨折處有

銅末束之（朝野僉載）

蹴鞦韆墜損

宣和中有一國醫忽承快行宣押就一佛刹醫內人限目今便行鞭馬至則寂未有人須臾卧轎中扶下一內人快行送至奉旨取軍令狀限日下安痊醫診視之已昏死矣問其從人皆不知病之由皇恐無地良久有二三老內人至下轎環而泣之方得其實云因蹴鞦韆自空而下墜死醫者云打撲損傷自屬外科欲申明又恐

後時參差不測再視之微覺有氣忽憶藥篋中有蘇合香丸急取半兩於火上焙去腦麝用酒半升研化灌之至三更方呻吟五更下惡血數升調理數日得痊予謂正當下蘇合香丸益從高墜下必挾驚悸血氣錯亂此藥非特逐去瘀血而又醒氣醫偶用之遂見功效此藥居家不可闕如氣逆鬼邪殗殜傳尸心痛時疾之類皆治良方載甚詳須自合爲佳耳本事方

搓衮舒筋

道人詹志永信州人初應募爲卒隷鎮江馬軍二十二歲因習驍騎墜馬右脛折爲三困頓且絶軍帥命舁歸營醫救鑿出敗骨數寸半年稍愈扶杖緩行骨空處皆再生獨脚筋攣縮不能伸既落軍籍淪於乞丐經三年遇朱道人亦舊在轅門問曰汝傷未復初何不求醫對曰窮無一文豈堪辦此朱曰正不費一文但得大竹管長尺許鑽一竅繫以繩掛於腰間每坐則置地上舉足搓衮之勿計工程久當有效詹用其說

兩日便覺骨髓寬暢試猛伸足與常日差遠不
兩月病筋悉舒與未墜時等予頃見丁子章以
病足故作轉軸踏脚用之其理正同不若此爲
簡便無力者立可辦也癸志

奇疾

簷溜盥手龍伏藏指爪中

石藏用近世良醫也一士人嘗因承簷溜盥手
覺爲物觸入指爪中初若絲髮然既數日稍長
如線伸縮不能如常始悟其爲龍伏藏也乃見

石藏用扣其治療之方藏用曰此方書所不載也當以意去之歸可末蜣螂塗楮縻不深入胷膜冀他日免震厄之患士人如其言後因迅雷見火光遍身士人懼急以針穴指果見一物自針穴所躍出不能爲災李定云滕樞密翰苑叢記

婦人異疾

陳子直主簿妻有異疾每腹脹則腹中有聲如擊鼓遠聞于外行人過門者皆疑其家作樂腹脹消則鼓聲亦止一月一作經十餘醫皆莫能

名其疾

嘔物如舌

鎮陽有士人嗜酒日嘗數斗至午夜飲興一發則不可遏家業殘破一夕大醉嘔出一物如舌初視無痕竅至欲飲時眼徧其上矗然而起家人沃之以酒立盡至嘗日所飲之數而止遂投之猛火急爆烈爲十數片士人自此惡酒

消食籠

齊諧記云江夏郡安陸縣隆安中有人姓郭名

坦兄弟三人大兒得天行病後遂大能食一日食斛米其家給可五年貧罄後乞至一家門前巳得飯又復乞於其後門此家出語之汝巳就前門食了那得復從後門來其人答曰實不知君家有兩門腹大饑不可忍後門有三畦薤而一畦大蒜因啗之兩畦便大悶極卧地須臾大吐吐一物似籠因出地漸漸小主人持飯出不復食遂撮飯著所吐物上卽消成水此病尋差

東坡物類相感志

孕婦腹内鐘鳴

有一貧士於常賣處買得一藥方册子其間有一方能治婦人腹内鐘鳴用鼠窟前畚土研羅爲末每服二錢麝香湯調其疾立愈

髀瘡兒出

異苑曰晉時長山趙宣母任身如常而髀上痒搔之成瘡兒從瘡出母子平安太平御覽

人面瘡

江左有商人左膊上有瘡如人面亦無他苦商

人戲滴酒口中其面亦赤色以物食之亦能食食多則覺膊內肉脹起或不食之則一臂痺有善醫者教其歷試諸藥金石草木之類悉試之無苦至貝母其瘡乃聚眉閉口商人喜曰此藥可治也因以小葦筒啓其口灌之數日成痂遂愈然不知何疾也本事方

啖物不知飽

江南逆旅中一老婦啖物不知飽徐德占過逆旅老婦愬以饑其子耻之對德占以蒸餅啖之

盡二竹簣約百餅猶稱饑不已日飯一石米隨則利之饑復如故京兆醴泉主簿蔡繩予友人也亦得饑疾每饑立須啖物稍遲則頓仆悶絶懷中常置餅餌雖對貴官遇饑則便齕啖繩有美行博學有文爲時聞人終以此不幸無人識其疾每爲之哀傷筆談

腸癢疾

傳舍人忽得腸癢之疾至劇時往往對衆失笑吃吃不止此疾古人所未有遯齋閒覽

王氏異疾

汾州王氏得病右脇有聲如蝦蟇常欲手按之不則聲聲相接羣醫弗能辯聞晉陽山人趙巒善診巒曰此因驚氣入于臟腑不治而成疾故常作聲王氏曰因邊水行次有大蝦蟇躍高數尺驀作一聲氏忽驚叫便覺右脇牽痛自後作聲尚似蝦蟇也巒乃與六神丹服之來日取下青涎類蝦蟇之衣遂差巒言診王氏脉右關脉伏結積病也故止作積病治用六神丹泄之而

愈愈名醫錄

瘵饑蟲

從政郎陳㙹富沙人毋高氏年六十餘得饑疾每作時如蟲齧心即急索食食罷乃解如是三四年畜一猫極愛之常置于傍猫叫則取魚肉和飯以飼一日猫適叫命取鹿脯自嚼而啖猫至于再覺一物上觸喉間引手探得之如拇指大墜于地頭尖匾類墹沙魚身如蝦殼長八寸漸大侔兩指其中盈實剖之腸肚亦與魚同有

八子胎生蠕蠕若小鰍人皆莫能識爲何物蓋聞脯香而出高氏疾即愈 類編

小兒魃病

千金論凡小兒有魃病者是娠婦被惡神導其腹中令兒病也魃小鬼也其病証微微下利寒熱往來毫毛鬢髮鬠鬡不悅者是也宜服龍膽湯凡婦人先有小兒未能行而母更有娠使兒飲此乳亦作魃也令兒黃瘦骨立髮落壯熱也 保生方

足面奇瘡

趙先生字子固母劉氏年幾八十左足面一瘡下連大指上連外踝以至臁骨毎歲輙數發發必兼旬累月昏暮癢甚爬搔移時出血如泉呻吟痛楚殆不可忍夜分即漸已明日復然毎一更藥則瘡轉大而劇百試不驗如是二十餘年淳熙甲辰仲冬之末先生爲太府丞一夕母病大作相對悲泣無計困極就睡夢四神僧默坐一室旁有長榻先生亦坐因而發嘆一僧問其

故先生荅之以實僧云可服牛黄金虎丹又一僧云朱砂亦好既覺頗驚異試取藥半粒強服之良久腹大痛舉家且悔俄而下礧磈物如鐵石者數升是夕瘡但微癢不痛而無血數日成痂自此遂愈朱砂之說竟不復試先生因圖僧像如所夢者而記其事金虎丹方出和劑本治中風痰涎壅塞所用牛黄龍腦膩粉金箔之類皆非老人所宜服今乃取奇效意此疾積熱臟腑而發於皮膚歲久根深未易蕩滌故假凉劑

以攻之不可以常疾論也神僧之夢蓋誠孝所感百一選方

產後腸癢

針線袋主婦人產後腸中癢不可忍以袋安所臥褥下無令知之本草

氈氣薰面腫

張德俊云頃年和倅餘杭人將赴官因蒸降眞木犀香自開氈面仆氈面上爲熱氣所薰面卽浮腫口眼皆爲之閉更數醫不能治最後一醫

云古無此證請以意療之於是取僧寺久用炊布燒灰存性隨傳隨消不半月而愈葢以炊布受湯上氣多反用以出湯毒亦猶以鹽水取鹹味爾醫者之智亦可喜百一方

蛟龍病

古有患者飲食如故發則如癲面色青黄小腹脹滿狀如姙孕醫者診其脉與證皆異而難明主療忽有一山叟曰聞開皇六年灞橋有人患此病葢因三月八日邊水食芹菜得之有識者

曰此蛟龍病也爲龍遊於芹菜之上不幸食之而病也遂以寒食餳每劑五合服之數劑吐出一物雖小但似蛟龍狀而有兩頭其病者依而治之獲愈名醫錄

疑病

何解元陳留人也一日會飲於趙修武宅酒至數盃忽見盞底有似一小蛇嚥入口亦不覺有物但每每思而疑之日久覺心疼自思小蛇長大食其五臟明年又因舊會趙宅恰才執盃又

見小蛇乃放下盞細看時趙宅屋梁上掛一張弓却是弓梢影在盞中因此解疑其心疾遂無乃是致疑而成病也（同上）

產婦腹中癢

箭簳及鏃主婦人產後腹中癢安所臥席下勿令婦人知（本草）

食鱠吐蝦蟇

永徽中崔爽者每食生魚三斗乃足於後饑作鱠未成爽忍饑不禁遂吐一物如蝦蟇自此之

後不復能食鱠矣宣室志

瘡破雀飛

金州防禦使崔堯封有親外甥李言吉者左目上瞼忽癢而生一小瘡漸大長如鴨卵其根如弦恒壓其目不能開堯封每患之他日飲之酒令大醉遂剖去之言吉不知覺也贅既破中有黃雀鳴噪而去聞奇錄

蛇在皮中

華佗別傳曰琅琊有女子右股上有瘡癢而不

痛愈而復作佗曰當得稻糠色犬一頭繫馬脛走出五十里斷頭向瘡乃從之須臾有蛇在皮中動以鐵錐横貫引出長三尺許七日便愈東漢注又獨異志所載與此相類

恠石鏡

在日南國之西南有石鏡方數百里光明瑩徹可鑒五臟六腑亦名仙人鏡國人若有疾輒照其形遂知病起某臟採藥餌之無不差者

冷疾

直閣將軍房伯玉患冷疾夏日常複衣張嗣伯爲診之曰卿熱須以水發之非冬月不可至十一月令二人夾捉伯玉解衣在石上取冷水從頭澆之盡二十斛伯玉口噤家人哭請止不可又盡水百斛伯玉始能動見背上彭彭有氣俄而起伯玉曰熱不可忍乞冷飲嗣伯以水與之一飲一斗病遂差史記

人漸縮小

世有奇疾者呂縉叔以制誥知潁州忽得疾但

縮小臨終僅如小兒古人不曾有此疾終無人識

視直如曲

有一人家妾視直物如曲弓弦界尺之類視之皆如鈎醫僧奉眞親見之二說筆談

寒熱注病

又有婦人長病經年世謂之寒熱注病冬月中華佗令坐石槽中平旦用冷水汲灌云當滿百始七十灌冷戰欲死佗令滿數至八十灌熱氣

乃蒸出囂囂然高二三尺滿百灌佗乃使燃火
溫牀厚覆衣良久汗洽出着粉燥便愈
　　刳腹視脾
又有人病腹中攻痛十餘日鬢髮墮落華佗曰
是脾半腐可刳腹治世使飲藥令卧破腹就視
脾果半腐壞以刀斷之割去惡肉以膏傅之卽
差魏太祖聞而異之召佗常在左右太祖苦頭
風每作心亂目眩佗鍼鬲隨手而愈
　　大怒病差

又有一郡守病華佗以爲其人甚怒則差乃多受其貨而不加功無何弃去留書罵之守果大怒令人追殺守子知之屬吏勿逐瞋恚吐黑血數升而愈三說魏志

蒸之得汗

晉書曰張苗雅好醫術善消息診處陳廪丘得病連服藥發汗汗不出衆醫云發汗不出者死自思可蒸之如中風法溫氣於外迎之必得汗也復以問苗云曾有人疲極汗出卧簟中得冷

病苦憎寒諸醫與散四日凡八過發汗汗不出苗乃焼地布桃葉於上蒸之即得大汗便於被下傳粉身極燥乃起即愈廩丘如其言果差

視胎已死

魏志曰甘陵相夫人有娠腹痛不安方得六月佗視脉曰胎已死矣使人手摸知所在在右則女在左則男人云在左於是爲湯下之果下男形則愈

死枕愈病

齊書曰徐嗣伯常有傴人患滯冷積年不差嗣伯爲診之曰尸注也當得死人枕煮服之乃愈於是往古塚中取枕枕已一邊腐闕服之即差後秣陵人張景年十五腹脹而黃衆醫不能療以問嗣伯此石蚘爾極難療當得死人枕煮服之依語煑枕以湯投之得大利幷蚘虫頭堅如石者五升病即差後沈僧翼患眼痛又多見鬼物以問嗣伯嗣伯曰邪氣入肝可覔死人枕煮服之服竟可埋枕於故處如其言又愈王晏問

之日三病不同而皆用死人枕而俱差何也荅曰尸注者鬼氣伏而未起故令人沉滯得死人枕促之魂氣飛越不得復附體故尸注可差石蚘者久蚘也醫療既癖蚘蟲轉堅世間藥不能遣所以須鬼物驅之然後可散故令煑死人枕也夫邪氣入肝故使眼痛而見魍魎應須邪物以鉤之故用死人枕也氣因枕去故復埋於冢間也太平御覽

病悲思

州監軍病悲思郝允告其子曰法當甚悸即愈時通守李宋卿御史嚴甚監軍內所憚也允與其子請于宋卿一造問責其過失監軍皇怖汗出疾乃已邵氏聞見錄

穀獨氣

殿中丞姚程腰脊痛不可俛仰郝曰穀獨氣也當食發怒四肢受病傳於大小絡中痛而無傷法不當用藥以藥攻之則益痛須一年能偃仰二年能坐三年則愈矣後三年果愈同上

兒生腎縮

思村王氏之子生七日兩腎縮一醫云硫黃茱萸研大蒜塗其腹仍以菵草蛇床子薰之遂愈葢初生受寒氣而然也瑣碎錄

飲水得疾

有黃門奉使交廣回周顧謂曰此人腹中有蛟龍上驚問黃門曰卿有疾否曰臣馳馬大庾嶺時當大熱困且渴遂飲水覺腹中堅痞如石周遂以消石及雄黃煮服之立吐一物長數寸大

如指視之鱗甲具投之水中俄頃長數尺復以苦酒沃之如故以器覆之明日已生一龍矣上甚訝之明皇雜録

誤吞金鐶

張成中漢上人有女七八歲因將母金鐶子一隻剔齒含在口中不覺嚥下胷膈疼不可忍憂惶無措忽銀匠來見某有藥可療歸取藥至米飲抄三錢令服來早大便取下後問之乃羊脛炭一物爲末爾名醫録羊脛炭亦治誤吞錢妙

飛絲入眼

飛絲入人眼令人睛漲白突出痛不可忍即以新筆兩三管濡好墨運睛上則飛絲纏筆而出即安

蛇蟲獸咬犬傷

白芷治蛇齧

臨川有人以弄蛇貨藥爲業一日方作場爲蝮所齧即時殞絕一臂之大如股少頃遍身皮脹作黄黑色遂死有道人方旁觀出言曰此人死

矣我有一藥能療但恐毒氣益深或不可治諸君能相與證明方敢爲出力衆咸竦踊勸之乃求錢二十文以往才食頃奔而至命汲新水解裹中藥調一升以杖抉傷者口灌入之藥盡覺臍中搰搰然黃水自其口出腥穢迫人四體應手消縮良久復故其人已能起與未傷時無異遍拜觀者且鄭重謝道人道人曰此藥不難得亦甚易辨吾不惜傳諸人乃香白芷一物也法當以麥門冬湯調服適事急不暇姑以水代之

吾今活一人可行矣拂袖而去郭邵州沾得其方嘗有鄱陽一卒夜直更舍爲蛇齧腹明旦赤腫欲烈以此飲之即愈夷堅志

被毒蛇傷

有人被毒蛇傷良久已昏困有老僧以酒調藥二錢灌之遂蘇及以藥滓塗咬處良久復灌二錢其苦皆去問之乃五靈脂一兩雄黃半兩爲末爾有中其毒者用之無不驗本草衍義

辟蛇毒

南海地多蛇而廣府治尤甚某侍郎爲帥聞雄黄能禁制此毒乃買數百兩分貯絹囊掛于寢室四隅經月餘日臥榻外常有黑汁從上滴下臭且臊使人穿承塵窺之則巨蟒横其上死腐矣於是盡令撤去障蔽死者長丈許大如柱旁又得十數條皆蟠蚪成窠穴他屋内所驅放者合數百自是官舍爲清類編

蛇蟲所傷

凡蛇傷蟲咬倉卒無藥去處以大藍汁一碗雄

黄末二錢調均點在所傷處併令細細服其汁神驗如無藍以靛花青黛代之

山林日用法

每欲出時用雄黄一桐子大火上燒煙起以薫脚棚草屨之類及袍袖間卽百毒不敢侵害邪祟遠避集驗方同上

治蚰蜒咬

浙西軍將張韶爲蚰蜒所咬其形如大風眉鬚皆落每聞蚰蜒鳴於體有僧教以濃作鹽湯浸

身數徧差

蜘蛛齧

蜘蛛齧者雄黃末傅之朝野僉載

猫傷

猫兒傷研薄苛汁塗之百一選方

馬咬

被馬咬者燒鞭梢灰塗之葢取其相服也

蜈蚣咬

蜈蚣咬取蜘蛛一枚咬處安當自飲毒蜘蛛死

痛未止更著生者孫眞人

惡蛇螫

趙延禧云遭惡蛇所螫處帖蛇皮便於其上灸之引去毒氣卽止

壁鏡咬

壁鏡咬醋磨大黃塗之

又

壁鏡毒人必死用白礬治之太平廣記用桑柴灰汁三度沸取調白礬爲膏塗瘡口卽善兼治蛇毒

蠶咬

蠶咬人毒入肉取苧汁塗之今以苧近蠶則蠶不生也本草

治諸獸傷

馬咬用獨顆栗子燒灰貼鼠咬用麝香吐調塗或用猫毛燒灰裹之猫咬用薄荷汁塗狗咬傷涎入瘡令人昏悶者浸椒水調蔄草末塗猪咬松脂鎔作餅子貼又屋溜中泥塗春末夏初狂犬咬人即令人狂過百日乃得免當終身禁食

犬肉若食蠶蛹此毒亦發定不可救宜忌之右先去却惡血灸瘡中十壯明日以後日灸一壯百日乃止忌酒每七日擣韭汁飲一二盞

猘犬所傷

沈約宋書曰張收嘗爲猘犬所傷醫云宜食蝦蟇膾收甚難之醫含笑先嘗收因此乃食瘡亦即愈

犬傷

犬傷人量所傷大小爛嚼杏仁沃破處以帛繫

定至差無苦（本草衍義）

又

遇惡犬以左手起自寅吹一口氣輪至戌掐之犬即退伏（瑣碎錄）

虎犬咬

虎犬咬人摻礬內瘡中褁之止痛立愈

蠆螫

魏志曰彭城夫人夜之厠蠆螫其手呻吟無賴華佗令温湯漬手數易湯常令暖其旦則愈（太平）

御覽

蝎螫

礬石一兩醋半升煎之投礬末於醋中浸螫處井底泥傅亦愈

蠼螋妖蟲

蠼螋妖蟲也隱於牆壁間尿射人之影令人遍體生瘡如湯火所傷治法用烏雞翅毛燒灰油調傳以雞者百蟲所畏故能治之瑣碎錄有人苦此用雞子大頭剜小竅取白塗四畔即愈

湯火金瘡

大黃療湯火瘡

建昌士人黃襲字昭度云有鄉人爲賈泊舟潯陽月下髣髴見二人對語曰昨日金山修供甚盛吾往赴之飲食皆血腥不可近吾怒庖者不謹潰其手鼎中今已潰爛矣其一曰彼固有罪子責之亦太過曰吾比悔之顧無所及其一曰何難之有吾有藥可治但搗生大黃以米醋調傅瘡上非惟愈痛又且滅瘢茲方甚良第無由

使聞之爾賈人適欲之金山聞其語意寘寘之中假手以告遂造寺中詢之乃是夜有設水陸者庖人揮刀誤傷指血落食中恍惚之際若有人掣其手入鑊内痛楚徹骨號呼欲死賈人依神言療之二日愈夷堅志

醋泥塗火燒瘡

北夢瑣言記火燒瘡方云孫光憲家人作煎餅一婢抱孩子擁爐不覺落火爐上遽以醋泥塗之至曉不痛亦無瘢痕定知俗説亦不厭多聞

良方

湯火瘡

劉寄奴爲末先以糯米漿雞翎掃傷着處後摻藥末在上並不痛亦無痕大凡湯着急以鹽末摻之護肉不壞然後用藥傳之至妙本事方

湯火瘡禁用冷

凡被湯火燒者初謹勿以冷物及井下泥尿泥及蜜淋塌之其熱氣得冷則却深搏至骨爛人筋也所以人中湯火後苦攣縮者良由此也巢氏

治湯火呪

俚巫多能持呪語而蹈湯火者元仲弟得其訣爲人拯治無不立差呪云龍樹王如來授吾行持北方壬癸禁火大法龍樹王如來吾是北方壬癸水收斬天下火星辰千里火星烸必降急急如律令呪畢即握眞武印吹之即用少許冷水洗雖火燒手足成瘡亦可療類編

斂金瘡口

歛金瘡口止疼痛用劉寄奴一味爲末摻金瘡口裹宋高祖劉裕微時伐荻見大蛇長數丈射之傷明日復至聞有杵臼聲往覘之見青衣童子數人於榛中擣藥問其故荅曰我王爲劉寄奴所射合藥傅之帝曰吾神何不殺荅曰寄奴王者不死不可殺帝叱之皆散收藥而反每遇金瘡傅之良驗寄奴高祖小字也本事方

治金瘡

周宻班緣捕海寇被寇以提刀所傷血出不止

分明筋如斷骨如折用花蘂石散掩之血不止痛亦不定有兵士李高言某在軍中被人中傷欲死見綂領與藥一貼名紫金散掩之血止痛定明日瘡靨如鐵遂安又無瘢痕後告綂領求此方只用紫藤香瓷瓦鎌刮下石碾碾細傅之救却萬千人也名醫録　紫藤香即降眞之最佳者

又

溫州有匠人造屋失脚墜地地上有鏟頭竪柱傷脚瘡被傷血如湧出村中無藥有僧道光於

門扇上撮得墁塵掩定血止痛定兩日便靨堅問道光墁塵如何治得金瘡曰古人用門桯塵者此也

火氣入脚生瘡

有婦人因冬間向火兩股上遂成瘡其汁淋漓人無識者後見一人云此皆火氣入内生此但用黄栢皮爲末摻之立愈果如其言後又再作適無黄栢用薄荷煎塗之立愈

漆澆成瘡

往年蕪湖二漆工相爭其一人以漆一桶自頭澆其一人患瘡幾死有人教以鐵店磨鐵槽中泥塗之卽愈以蟹黄塗之亦愈瑣碎錄

田舍試驗之法

藕皮散血起自庖人牽牛逐水近出野老麪店蒜虀乃是下蛇之藥路邊地菘而爲金瘡所秘本草

治箭鏃不出

孫眞人云治箭鏃在咽喉胷膈及鍼刺不出以

螻蛄搗取汁滴上三五度箭頭自出

食忌

鼠盜食忌

夜藏飲食於器中覆之不密鼠欲盜食不可得環器而走涙墮器中食之者得黃疾通身如蠟鍼藥難治食胡羊肉不可食松子

淡食

鹽傷筋醋傷骨淡飯喫了肥木腯多言損氣多記損心多怒傷精多笑傷神

飲食不可露天

凡飲食不可放在露天恐飛絲墮飲食中食之令人咽喉生泡急以白礬巴豆焼灰吹入口内或急擦卽差瑣碎錄同上

雜忌

茅屋漏水墮諸脯肉上食之成癥結及暴肉作脯不肯乾者祭神肉無故自動蜘蛛及行蜂落食肉上凡食無故色變脯腊入火灸不動不得火而自動者皆能殺人不可食之夜卧當耳勿

有孔吹即耳聾遠行疲乏而來勿入房成五勞旦起勿開目洗面令人目澁失明父淚毋淚不得墮子目中即精破生翳 脩眞祕訣

勿過食

某見數老人飲食至少其說亦有理内侍張茂則每食不過麄飯一甌許濃膩之物絕不向口老而安寧年八十餘卒茂每勸人必曰旦暮少食無大飽王晳龍圖造食物必至精細食不盡一器食包子不過一二枚爾年八十卒臨老尤

康強精神不衰王爲予言食取補氣不饑即已飽生衆疾至用藥物消化尤傷和也劉元祕監食物尤薄僅飽即止亦年八十而卒劉監尤喜飲酒每飲酒更不食物啖少果實而已循州蘇侍郎每見某即勸令節食言食少則臟氣流通而少疾蘇公貶瘴鄉累年近六十而傳聞亦康健無疾葢得此力也蘇公飲酒而不飲藥每與客食未飽公已捨匕筯　張太史明道雜記

食鼈不可食莧

方書言食鼈不可食莧温革郎中因併啖之自此苦腹痛每作時幾不知人疑鼈莧所致而未審乃以二物令小蒼頭食之遂得病與革類而委頓尤劇未幾遂死舁其尸置馬廄未歛也忽小鼈無數自九竅涌出散走廄中唯遇馬溺者輒化爲水革聞自臨視揞聚衆鼈以馬溺灌之皆即化爲水於是革飲馬溺遂差或云白馬溺尤良温革字叔皮 瑣碎錄

食蟹反惡

陳正卿云頃年與一承局同航船承局者為舟中人言嘗為同官差往昌國見白蟹不論錢因買百錢得數十枚痛飲大嚼且食紅柿至夜忽大吐繼之以血昏不醒人病垂殆同邸有知其故者憂之忽一道人云唯木香可解但深夜無此藥偶有木香餅子一貼試用之病人口已噤遂調藥灌即漸漸甦省吐定而愈百一選方

銅器不可蓋食

銅器蓋食器上汗滴食中令人發惡瘡內疽食

性忌之也

炊湯不宜洗體

炊湯經宿洗面令人無顏色洗體令人成癬未經宿者洗面令人亦然

食驢鼈漏肉之戒

食驢肉喫荊芥茶殺人食鼈肉同莧菜殺人茅舍漏滴在肉上食之殺人此三等尤宜戒之三說本草

食勿多飽勿卧

食謹勿多多則生病飽勿便卧卧則心蕩心蕩多失性食多生病則藥不行異集記

發暴

浙中人因食瓜匏多要發吐瀉霍亂謂之發暴以致於有不救者爲何瓜匏種之在土不久値時暖易長易成使人食之則發暴若同香薷共食則可免香薷今香薷也今人所謂香薷和食瓜子是矣醫名錄

飲食忌

凡人食欲少而數不欲頓而多食不欲急急則損脾法當熟嚼令細冷食不用熱水漱口熱食不用冷水漱口食必先食熱然後食冷

醉飲過度

酒有大毒大熱大寒凝海唯酒不冰其至熱也飲之昏亂易人本性其至毒也若解風寒宣血脉消邪氣引藥勢不過於酒也若醉飲過度盆傾斗量毒氣攻心穿腸腐脇此喪生之源也修真祕訣

黄帝雜忌法

一日之忌暮無飽食一月之忌晦無大醉一歲之忌暮無遠行終身之忌暮無燃燭行房鹹傷筋醋傷骨飽傷肺饑傷氣久視傷血久卧傷氣久立傷骨久坐傷肉久行傷筋凡向北勿安牀勿面北坐夜卧勿覆其頭人魘勿令燃燈喚之定死無疑正月寅日燒白髮吉凡寅日翦手甲午日翦足甲又燒白髮吉戎幕雜談

飲食禁

食黃顙魚不可服荆芥吳人魏幾道志在妻家
啖黃魚羹罷採荆芥和茶而飲少焉足底奇痒
上徹心肺跣足行沙中馳宕如狂足皮皆破欲
裂急求解毒藥餌之幾兩日乃止

食蜜不可食鮓

韶州月華寺側民家設僧供新蜜方熟羣僧飽
食之有某院長老兩人還至半道遇村墟賣鮓
不能忍饞買食盡半斤是夕皆死

食河豚不可服風藥

李悲郎中過常州王子雲縉爲郡招之晨餐辨河豚爲饌李以故不食遣歸餉妻妻方平明服藥不以爲慮啜之甚美即時口鼻流血而絕李未終席計音已至矣（三說夷堅志）

飲食宜緩

王介玉頊常道傷食有一老人進言飲食湏用緩嗇脾喜溫不可以冷熱犯之唯緩食冷熱之物至脾皆溫矣又因論飲食大冷熱則傷陰陽之和（晁氏客話）

陰地流泉不可飲

陰地流泉二月八月行途之間勿飲之令人夏發瘧瘴又損脚令軟五月六月勿飲澤中停水食着魚鼈精令人病鼈瘕也本草

食禁

荆芥一名假蘇本草謂性溫不然實微凉吾嘗嶠嶺久數見食黃顙魚偶犯荆芥者必立死甚於鉤吻毒矣物性相反有可畏如是世人於食禁殆不可不知百衲居士鐵圍山叢談

禽獸蟲魚肉異不可食

禽獸蟲魚之屬或有感沴氣所生形色變異者皆爲毒物謹勿食之謂物有形質變異者如獸有岐尾蟹有獨螯羊一角雞四距是也物有形色變異者如白烏玄首烏雞白首白馬青蹄白馬黑頭是也有形色無異其肉變恠者如落地不沾灰塵經宿肉體尚暖曝炙不燥入水自動之類是也有皮肉無異腸臟變改者如肝色青黯腎氣紫黑魚無腸膽牛肝葉孤之類是也有

一物常食性善與他物相反過口而害人者如鯇魚同鹿肉食之殺人羊肉同鱠酪食之害人羊肝得生椒破人臟猪肉得胡荽爛人臍是也有一物常食性平與他物相感入腹成動物者如鱠生同酥乳食之變諸蟲鼈肉與莧菜食之還生鼈牛肉同猪肉食之成寸白蟲猪羊肉以桑楮柴煮炙食之亦成寸白也東號婁居中食治通説

勿食生鮮

旋殺物命以應急須既虧愛物之仁又失養口

體之正且肉未停冷動性猶存鱠生之屬損人彌甚昔有食魚膾而生病者用藥下之巳變蟲形而能動有繪縷尚存故可驗也有食鼈肉而成積者用藥下之巳成動物而能行有類鼈狀故可驗也諸肉膾而食之生蟲成病者甚多一切微細物命旋烹不熟食之害人固不可測爲癥爲瘕爲痼疾爲奇病此一不可不知亦不可忽者也食治

四時不食

金匱要畧方曰春不食肝夏不食心秋不食肺冬不食腎四季不食脾謂畜獸五臟能益人五臟春時木旺肝氣盛脾氣敗故不食肝食之則肝氣愈盛脾氣愈敗因成脾病則難治也或春月肝經受病明有虛證亦宜食肝以補之或春月肝氣太盛即宜食肺以抑之又云肝病禁辛心病禁鹹脾病禁酸肺病禁苦腎病禁甘五味遞相尅制故禁之也或肝氣太盛因而生病亦宜辛味以制之更在心智變通不可全執定論

他臟倣此食治

飽勿便睡

偶食物飽甚雖覺體倦無輙就寢可運動徐行約百餘步然後解帶鬆衣伸腰端坐兩手按摩心腹交义來往約一二十過復以兩手自心脇間按摖向下約十數過令人腹氣通不致壅塞過飽食物隨手消化也

生物食之無益

食物可生噉者唯有果核時新初市無貴先嘗

貴在實成氣足以走趂市利之物多未成熟故也時果鮮味易於可口無喜其甘酸至於意足而後已棗栗之屬經火熟者稍多食雖無妨亦忌於飽飯之後菜品中以蘿蔔下麪茵蔯和羹皆生用爲宜萵苣嫩苗蕪菁肥根苦蕒落蘇雖可生噉皆不益腸胃不如淹葅煮羹以爲麪飯之佐也百穀之屬固不可生食一切動物皆然或鱠魚如絲抹肉成縷沃醋食之已失食養之正有將蛤蜊螃蟹析殼乘活而噉者肉味致用

豈有是理既輕殘物命還輕忽自己之性命也生食果菜自有所損此又所損之彌者以好生之德衞生之經併失之故也食治

食無求飽

論語曰不多食又曰食無求飽謂食物無務於多貴在能節所以保冲和而順順養也若貪生務飽飫塞難消徒積暗傷以召疾患葢食物飽甚耗氣非一或食不下而上湧嘔吐以耗靈源或飲不消而作痰咯唾以耗神水大便頻數而

洩耗穀氣之化生溲便利滑而濁耗源泉之浸潤致於精清冷而下漏汗淋瀝而外泄莫不由食物而過傷滋味太厚如能節滿意之食省爽口之味常不至於飽甚者卽頓頓必無傷物物皆爲益糟粕變化早晚溲便按時華精和凝上下津液含蓄神藏内守榮衛外護邪毒不能犯疾疹無由作故知聖人之立言垂教足以爲養生之大經也東說溲與溲同用號婁居中食治通

飲食以時

飲食以時饑飽得中水穀變化冲氣和融精血以生榮衛以行腑臓調平神志安寧正氣充實於內元真通會於外內外邪沴莫之能干一切疾患無從而作也

食飲以宜

食飲之宜衆其大畧當候已饑而後食食不厭熟嚼仍候焦渴而引飲飲不厭細呷無待饑甚而後食食不可大飽或覺微渴而省飲飲不欲太頻粱不欲甘酸肉無貪肥脆食不厭精細飲

不厭溫熱飯無令少於麪菜常令稱於肉肉不厭軟暖菜不可生茹五味無令勝穀味肉味無令勝食氣滋味欲澹而和食時當謹其度故得食飲常美津液常甘身輕而不倦神清而少睡胃府通暢而少噫胃脘寬紓而不脹省解滯摩腹之勞免食藥耗氣之失皆目前近效也同上

粥能暢胃生津液

張文潛粥記贈潘邠老張安道每晨起食粥一大盌空腹胃虛穀氣便作所補不細又極柔膩

與腸腑相得最爲飲食之良妙齊和尚說山中僧每将旦一粥甚繫利害如或不食則終日覺臟腑燥渴蓋能暢胃氣生津液也今勸人每日食粥以爲養生之要必大笑大抵養生性命求安樂亦無深遠難知之事正在寢食之間耳或者讀之果笑文潛之說然予觀史記陽虛侯相趙章病太倉公診其脉曰法五日死後十日乃死所以過期者其人嗜粥故中臟實故過期師言曰安穀者過期不安穀者不及期由是觀之

則文潛之言又似有證後又見東坡一帖云夜饑甚吳子野勸食白粥云能推陳致新利膈養胃僧家五更食粥良有以也粥既快美粥後一覺尤不可說尤不可說

五味致疾

五味養形過則致病故多食鹹則脈凝泣而變多食苦則皮槁而髮拔多食酸則肉胝皺而唇揭多食甘則骨痛而髮落多食辛則筋急而爪枯本草

飲酒面青赤

飲酒者肝氣微則面青心氣微則面赤

魚無腮不可食

養生方云魚無腮不可食食之令人五月發癩

巢氏病源

醫說卷第七